Eckart und Gabriella Warnecke

Reiki in der Schwangerschaft

VERLAG PETER ERD · MÜNCHEN

Die Deutsche Bibliothek – CIP-Einheitsaufnahme

Warnecke, Eckart:
Reiki in der Schwangerschaft / Eckart und Gabriella Warnecke.
– München : Erd, 1995
ISBN 3-8138-0370-8
NE: Warnecke, Gabriella:

Umwelthinweis
Dieses Buch ist auf chlorfrei gebleichtem Papier gedruckt.

Umschlaggestaltung: B.K.S. Werbeagentur GmbH, München
Zeichnungen: Julia Bütow

Satz: FotoSatz Pfeifer GmbH, Gräfelfing
Printed in Germany
IBSN 3-8138-0370-8

Inhalt

Vorwort

Anfang 1990 – ich war gerade zum zweiten Mal innerhalb von 20 Monaten Vater geworden. In meiner neuen Rolle hatte ich Höhen, aber auch schon viele Tiefen erlebt. Oft fühlte ich mich überfordert, ausgebrannt und fragte mich, wie es weitergehen sollte. Ich hatte das Gefühl, weder den Kindern, der Beziehung zu meiner Frau, noch mir selbst gerecht zu werden. Eigentlich hatte ich aufgrund der weltweiten Umweltprobleme auch nie vorgehabt, Kinder in diese Welt zu setzen. Und nun waren sie plötzlich da – erst zwei, jetzt vier an der Zahl. Heute habe ich zum Thema »Kinder« eine andere Einstellung gewonnen, zu der Reiki viel beigetragen hat. Im Rückblick scheint es mir, als seien mir alle vier irgendwie von »Gott geschenkt« worden, um mich einem Bereich zu öffnen, dem ich mich vordem verschlossen hatte. Inzwischen bin ich froh, meine Kinder zu haben, wie auch die Reiki-Kraft, die mir hilft, ruhiger und gelassener mit den Belastungen, die Kinder nun einmal mit sich bringen, umzugehen.

Reiki lernte ich kennen, als ich im Verlaufe eines Seminars an lange verdrängte Gefühle herankam und darunter litt. Ein Teilnehmer bot mir deshalb an, für 20 Minuten seine Hände auf meine Schultern zu legen, in der Hoffnung, daß ich mich danach wohler fühlen würde. Gern nahm ich seine Reiki-Behandlung an, spürte jedoch außer einer gewissen Wärme, die etwas ungewöhnlich wirkte, recht wenig. Trotzdem wuchs in mir schnell der Wunsch, die Technik der Energieweitergabe über die Hände zu lernen. Schon zwei Wochen später war ich Teilnehmer eines Reiki-Seminars und bekam Einblicke in eine mir bis dahin unbekannte Welt. In der Folgezeit arbeitete ich sehr viel mit Reiki. Ich behandelte mich und andere. Bei mir selbst blieben zwar die ganz großen Erlebnisse, über die ich gelesen oder gehört hatte, aus. Doch andere gaben mir ständig sehr positive Rückmeldungen zu den Behandlungen. Erst nach gut einem halben Jahr merkte ich im Rückblick, wieviel sich auch in meinem Umkreis zum Positiven gewandelt hatte, ohne daß mir das bewußt gewesen war.

Im Kontakt zu meinen Kindern wandte ich Reiki anfangs fast täglich an. So schickte ich zum Beispiel dem Baby Reiki, wenn es im Bett lag. Mal wenn es weinte, mal behandelte ich schmerzende Stellen oder schickte Harmonie für guten Schlaf. Wenn mir alles zu viel und zu laut wurde, behandelte ich mich selber zur Entspannung. Auch meine Frau und das ungeborene Baby konnte ich während der nächsten beiden Schwangerschaften viel liebevoller und intensiver begleiten. Über den Reiki-Strahl nahm ich schon früh eine Beziehung zu dem »kleinen Etwas« im Bauch auf. Meine Frau Gabri versorgte ich, so oft es mir möglich war, mit der heilenden und entspannenden Energie. Die nächsten Geburten erlebte ich für mich positiver als die ersten beiden. Durch das Auflegen der Hände war ich eng mit meiner Frau und dem Kind verbunden und hatte über Reiki das Gefühl, auch etwas zu dem Geburtsvorgang beitragen zu können.

Heute ist Reiki ein fester Bestandteil im Leben unserer Familie geworden. Wir setzen die Energie zur Heilung, zur Harmonisierung, aber auch spielerisch ein. So spielen wir zum Beispiel an Sonntagabenden oft Reiki-Therapie und erleben viel Positives damit. Erst vor kurzem bewirkte Reiki wieder mal ein kleines Wunder. Unser Sohn Wabun (sechs Jahre) hatte sich im Spiel beim Heben eine schwere Bauchfellzerrung zugezogen. Stundenlang konnte er sich nur unter Schmerzen bewegen. Beim Schlafengehen behandelte ich ihn für etwa eine Stunde mit Reiki. Bis zum nächsten Morgen schlief er tief und fest und hatte beim Aufstehen keine Schmerzen mehr.

Durch die gesamten Erfahrungen, die ich mit Reiki machen durfte, wuchs in mir der Wunsch, ein Buch über die Anwendung von Reiki in der Schwangerschaft zu schreiben, um auch anderen diese Art von Energieübertragung näherzubringen. Als Yogalehrerin und Schwangerschaftsvorbereiterin stand mir dabei meine

Frau Gabri mit vielen Tips und Anregungen hilfreich zur Seite. So konnten unser gemeinsames Wissen wie auch unsere gemeinsamen Erfahrungen in dieses Buch einfließen.

Geschrieben haben wir dieses Buch mit dem Ziel, sowohl Mütter als auch Väter gleichermaßen anzusprechen. Beide erleben zwar die Zeit der Schwangerschaft aus unterschiedlichen Rollen und Blickwinkeln heraus, beiden kommt auch im Verlauf der 38 Wochen eine unterschiedliche Bedeutung zu, und dennoch möchte ich die Bedeutung beider Elternteile ausdrücklich betonen. Ich finde, genauso wie ein Tag nicht ohne Nacht existieren kann, wie es Yin nicht ohne Yang gibt, so gibt es kein neues Leben ohne Mann und Frau. Manchmal vergessen wir das – manchmal wollen wir das nicht so gern wahrhaben (gerade, wenn es Spannungen in der Beziehung gibt). Doch hier kann der Reiki-Weg zum verbindenden Element werden.

Ich wünsche den Leserinnen und Lesern viel Spaß und ein offenes Herz beim Lesen sowie den Mut, sich Reiki zuzuwenden, um sich, der Familie und auch der ganzen Welt mehr Licht und Harmonie zu bringen.

Kapitel 1

Ein Baby – was heißt das?

Kaum jemand, der nicht selbst die Situation am eigenen Leibe gespürt hat, wird nachvollziehen können, was es heißt, Mutter beziehungsweise Vater zu werden. Kaum zu ermessen für einen Außenstehenden, durch welche Gefühlsbäder werdende Eltern hindurchgehen.

Der Satz: »Gratuliere, Sie erwarten ein Baby ...« umfaßt zwar nur wenige Worte, und doch ziehen sie eine neue Dimension an Empfinden und Gedanken nach sich. Was ist es, was sich psychisch in uns abspielt? Was ist es, was in uns Freude und Angst gleichermaßen auslöst? Eben noch war die Welt geordnet und in vertrauten Bahnen – nun ist plötzlich alles anders. Dutzende von Fragen schießen uns durch den Kopf: Was wird es wohl werden – Junge oder Mädchen? Wann ist es soweit? Wie werde ich mit meiner neuen Rolle fertig? Und die wohl wichtigste Frage: Ist es gesund? Geht es ihm gut?

Innerhalb von Sekunden brechen in uns ganze Welten, ganze Lebens- und Glaubenssysteme zusammen, werden aber auch gleichzeitig neue Ideen entworfen und ausgemalt. »Wie wird es werden, wenn wir nicht mehr zu zweit, sondern zu dritt sind? Wie wird sich der Partner, wie die Partnerin verhalten?«

Ein Baby, das heißt Vorfreude und Glücksgefühl – aber oft auch Unsicherheit, Fragen und Bangen. Ganz neue Dinge rücken in den Mittelpunkt: Untersuchungen, veränderte Lebensführung, bewußte Ernährung, Verantwortung und mehr und mehr die Frage, was können wir für das kleine Wesen tun? Schon jetzt, wo das Baby im Bauch eigentlich rundum versorgt ist, plagen uns Fragen, Zweifel und Ängste. Noch können wir nicht wissen, wie das Kleine wohl aussieht, welche Bewegungen es vollzieht und welche Vorlieben es bereits hier entwickelt. Als Mutter fühlst du dich einerseits aufs engste verbunden mit dem kleinen Wesen in deinem Bauch und andererseits noch Welten entfernt. Und dennoch findet der Austausch zwischen dir und dem Kind schon auf vielen unbemerkten Ebenen statt; zum Beispiel über Hormone, Blut, Sauerstoff, Nahrung ..., aber auch über Geräusche, Stimmen, Musik, über Berührungen wie auch über Emotionen und Gedanken. Werdende Mütter aus aller Welt streichen – wenn sie sich aufgeregt oder geärgert haben – sanft über ihren Bauch, um ihr Kind zu beruhigen. Bereits Monate vor der Geburt nimmt das Baby mehr und mehr am Leben draußen teil. Es empfindet die Gefühle seiner Mutter, es spürt, ob es gemocht oder abgelehnt wird.

Oft haben gerade Frauen während der Zeit der Schwangerschaft ambivalente Gefühle dem Kind gegenüber. Einerseits ist da der Wunsch, das Kind austragen und liebevoll empfangen zu wollen, andererseits neigen sie nicht selten zu negativen Gedanken, wobei sie ein schlechtes Gewissen verspüren. Die Unsicherheit und Sensibilität, die die Schwangerschaft auslöst, werfen viele Fragen auf: Was kommt da auf mich zu? Haben wir die Entscheidung genug überdacht? Ist jetzt überhaupt der richtige Moment? Was geht wohl jetzt in meinem Partner vor? Ist unsere finanzielle Situation nicht viel zu unsicher? Wie wird wohl die Geburt verlaufen? Ist es zu verantworten, bei dieser Umweltbelastung ein Kind in die Welt zu setzen ...?

Unabhängig von allen Fragen stellt die Zeit der Schwangerschaft besonders für die Frau ein sehr intensives Erlebnis dar und kann zu einer Phase der Bewußtwerdung und inneren Reifung werden. Als Schwangere spürst du in dir ganz neue Anteile und machst neue, dich öffnende Erfahrungen. Und das, eng verbunden mit dem Wesen in deinem Bauch, das immer bei dir ist, wacht und schläft, ohne daß die Außenwelt dies bemerkt. Etwas eifersüchtig könnte man als Mann meinen, du als werdende Mutter erhältst ein Gespür davon, was Schöpfung heißt.

Die Intensität der Erfahrung sowie der Grad der Persönlichkeitsreifung im Verlaufe der Schwangerschaft sind allerdings von der inneren Einstellung abhängig. Ist eine Frau beispielsweise nur wenig auf die neue Lebensphase vorbereitet, vielleicht noch psychisch eng mit den eigenen Eltern verwurzelt, lebt in einer wenig förderlichen Umgebung oder stuft die Umstände der Schwangerschaft eher als einen »Fehltritt« ein, so wird es ihr schwerfallen, sich auf den gemeinsamen Prozeß zwischen ihr und dem Kind einzulassen. Hat sie sich dagegen gut auf eine bevorstehende Schwangerschaft vorbereitet, ist sich bewußt über ihre Stärken wie auch Schwachpunkte und darüber hinaus in jeder Phase bereit, um Hilfe zu fragen, aber auch Hilfe anzunehmen, so wird die Zeit mit dem Kind im Bauch zu einer tiefen Erfahrung für sie – zu einer Zeit des Erwachens und der Reifung der Persönlichkeit.

Den Männern wurde bis vor wenigen Jahren eher eine Nebenrolle im Rahmen von Schwangerschaft, Geburt und Kindererziehung zugeordnet. Jedoch ab Mitte der 70er Jahre wandelte sich das Bild. Werdende Väter wollten nicht mehr abseits stehen, sondern teilhaben an dem Prozeß. Die Mehrheit der neuen Väter gestaltet heute ihre Rolle aktiver und bewußter. Väter erleben in vielen Fällen die Schwangerschaft intensiv mit, begleiten ihre Frau teilweise zum Frauenarzt, um bei den Untersuchungen dabei zu sein und beteiligen sich an den Vorbereitungen für die Geburt.

Ein Baby, das heißt natürlich für den Vater etwas anderes als für die Mutter. Natürlich fällt es ihm schwerer, das entstehende Lebewesen so eng zu erleben und zu verstehen, wie dieses schon allein aufgrund der Biologie für die Mutter möglich ist. Und doch ist der Vater kaum zu entbehren, wenn es darum geht, die Mutter zu unterstützen. Seine Anteilnahme verschafft sowohl Mutter als auch Kind mehr Sicherheit und Vertrauen. Umgekehrt fühlen sich Väter weniger ausgegrenzt, wenn sie auch emotional am Geschehen der Schwangerschaft teilnehmen. Sie spüren sich als unersetzbaren Teil der sich neu entwickelnden Beziehung. Und auch hier gilt wie für die Mutter: Je weniger Widerstände ich aufbaue und je mehr ich mich einlassen kann, desto intensiver und beglückender erlebe ich die Zeit der Schwangerschaft für mich.

Die Geburt ist etwas, was in den Köpfen der Eltern (und hier besonders der Mutter) gegen Ende der Schwangerschaft immer größeren Raum einnimmt. Die neun Monate scheinen gar nicht zu Ende gehen zu wollen. Der Mutter wird ihr erhöhtes Gewicht unerträglich, der Vater möchte endlich sein Kind sehen. Doch häufig sind Eltern über die Umstände der Geburt enttäuscht. Nur selten erfüllt die Geburt die romantischen Vorstellungen, nur selten wird es hinterher, wenn das Kind zu Hause ist, leichter. Und dennoch, egal wie die Geburt erlebt wird, ob als problematisch oder erfüllend, sie stellt einen Höhepunkt im Leben von Vater und Mutter dar, den kaum einer vergißt. Oft entscheidet sich schon hier, wie die zukünftige Beziehung aussehen wird. Kann zum Beispiel der Vater seine regulierende und stützende Funktion für die Mutter-Kind-Beziehung wahrnehmen oder ist er hiermit überfordert? Wird er von der Mutter als Vertrauter und Helfer gewollt oder von ihr eher abgelehnt?

Ein Baby zu haben, das heißt in vielen Fällen für eine ganze Weile, kaum noch zur Ruhe zu kommen. Immer ist da das kleine Wesen, das unsere Hilfe braucht, uns in Streß versetzt und damit von dem abhält, was wir gerne gemacht hätten. Gerade beim ersten Kind ist der Schock groß, wenn wir schon bald feststellen müssen, was nun alles nicht mehr möglich ist. Wir merken, daß wir immer mehr von dem streichen müssen, was bisher unserem Leben die kleinen Höhepunkte verlieh: Kino- oder Konzertbesuche, spontane Unternehmungen, Urlaubsreisen und dergleichen. Hinzu kommen Nächte, in denen niemand zum Schlafen kommt, aber auch Aufregungen und Ängste, wenn das Kind nicht essen will oder krank zu sein scheint. Wie dringend sehnen wir uns bald nach ein wenig Ruhe und Zeit für uns sowie nach mehr Kraft, Klarheit und Energie ...

Das Vorangegangene, das natürlich durch persönliche Erfahrungen mitgeprägt ist, sollte kein abschreckendes Bild entwerfen, aber auch nichts beschönigen. Es sollte andeuten, daß es längst nicht so einfach ist, ein Kind zur Welt zu bringen und dann großzuziehen, wie es auf den ersten Blick erscheinen mag. Die Erfahrung und Praxis zeigen, daß wir vor immer neue Probleme gestellt werden, die es zu lösen gilt. Da hilft die »rosarote Brille« wenig.

Eltern werden mit so vielen neuen und problematischen Situationen konfrontiert, daß sie sich häufig überfordert fühlen und an sich selbst verzweifeln. Gerade aus diesem Grunde haben wir dieses Buch geschrieben. Ein Buch, in dem wir in praktischer Form darstellen, wie die Einbeziehung von Reiki für Eltern und Kind in dieser sehr wichtigen Phase zur Hilfe und Stütze, aber auch zum Ausgangspunkt einer erfüllteren Zeit werden kann.

Kapitel 2

Die Reiki-Kraft

Dem Geheimnis auf der Spur

Ganz vereinfacht gesagt, ist Reiki die älteste heute bekannte Form des Heilens über die Hände. Um sich oder andere zu behandeln, werden die Hände einfach auf bestimmte Körperpartien gelegt, so daß die »Energie« fließen kann. Die Wirkung der Energie ist unterschiedlich. Entspannung und Harmonisierung werden regelmäßig bewirkt – aber auch die Heilung von Verletzungen sowie vermehrtes inneres Wachstum können die Folge von Reiki-Anwendungen sein.

Der Begriff »Reiki« selbst ist ein japanischer Ausdruck und wird »reekii« gesprochen. Übersetzt bedeutet er soviel wie »Kraft des Geistes«, »Lichtenergie«, »universelle« oder auch »kosmische Lebensenergie«. Zusammengesetzt ist er aus den Wörtern »rei« und »ki«, wobei ersteres für die »kosmisch-göttliche«, das zweite für die »individuelle Energie« steht. Bei der Nutzung von rei-ki kommt es zur Verbindung zwischen rei, der kosmischen Energie, die seit ewigen Zeiten existiert und in allem enthalten ist, mit ki, der persönlichen Energie, über die die Person, die behandelt, verfügt. Rei und Ki verschmelzen und werden verbunden mit der Energie des Herzens über die Hände abgegeben.

Gemäß fernöstlicher Tradition setzt sich »ki« als individuelle Lebensenergie wie folgt zusammen: Jedes Lebewesen bringt bei der Geburt ein energetisches Grundkapital mit sich, welches Nahrung, Atmung und Lebensführung im Verlauf des Lebens beeinflussen können. Die Menge des »Erb-Kapitals« (des »vorgeburtlichen Ki«) läßt sich nicht vergrößern, wohl aber durch unbewußte Lebensführung, falsche Atmung und schlechte Ernährung vermindern. Die »universelle Energie«, das »rei«, ist demgegenüber unbeeinflußbar. Es steht immer in unbegrenzter Menge bereit und ist demzufolge auch unbegrenzt nutzbar. Es kommt jedoch darauf an, sich damit zu verbinden. Dies geschieht immer dann problemlos, wenn jemand beginnt, sich in Reiki einzustimmen und sodann die Hände für eine Behandlung auflegt. Um sich diesen Prozeß leichter vorstellen zu können, benutze ich immer gerne das Bild einer Röhre oder eines Kanals. Bei einer Behandlung tritt die universelle Energie von oben in den Körper ein, fließt durch ihn hindurch und tritt gemeinsam mit der individuellen Lebensenergie gebündelt aus den Händen aus. Je mehr jemand nun mit der Reiki-Methode arbeitet, desto durchlässiger wird er oder sie als Kanal und noch mehr Energie kann durch sie/ihn hindurchgelangen und abgegeben werden.

Was bis hierhin vielleicht etwas wissenschaftlich klang, vollzieht sich ganz von allein, immer dann, wenn jemand mit Reiki in Kontakt zu treten beginnt. Allerdings soll auf einen wichtigen Aspekt hingewiesen werden: Im Gegensatz zu dem Verfahren von gezielter Geistheilung, bei dem der Heiler in der Lage ist, bestimmte Symptome bei anderen zu beseitigen, wird Reiki weniger »gesendet«, sondern von demjenigen, dem die Hände aufgelegt werden, »angesaugt« oder »eingesogen«. Der Empfänger entscheidet demzufolge auf intuitiver Ebene selbst, wieviel Energie er aufnehmen möchte. Der Behandler wiederum stellt lediglich seine Hände, seine Zeit und seine liebevolle Nähe zur Verfügung. Positiv ist noch zu vermerken, daß ich mich als Behandler niemals ausgelaugt oder leer fühle, da bei einer Reiki-Behandlung ständig neue Energie durch mich hindurchfließt.

Die Verwendung von Reiki verlangt keine Glaubensumstellung oder Unterwerfung unter ein Dogma. Vielmehr ist Reiki ein Weg, der jedem einzelnen hilft, liebevoller, klarer und friedfertiger zu werden und sein Leben ganzheitlicher und zufriedenstellender zu führen. Allerdings kann dieser Weg nicht in Büchern erlesen werden, sondern muß persönlich kennengelernt und beschritten werden. Deshalb wird Reiki auch nur vom Lehrer auf den Schüler übertragen, was durch traditionell überlieferte Zeremonien geschieht. Diese, auch Einweihungen oder Einstimmungen genannten Zeremonien können in Wochenendseminaren oder Einzelsitzungen erfolgen. Schon im Verlauf des ersten Seminars beginnt »heilende Lebenskraft« aus den Händen herauszustrahlen. Der neue Reiki-Schüler wird nun zu einem »Kanal«, den die Reiki-Kraft ein Leben lang begleiten wird. Mehr und mehr wird sie dabei die körperliche, psychische und spirituelle Ebene fördern.

Erlernbar ist Reiki für jeden. Es setzt keine besonderen Fähigkeiten voraus. Auch die Behandlung ist, wie beschrieben, sehr einfach: Man legt sich selbst oder einer anderen Person die Hände auf und Energie fließt fast wie von allein. Und selbst derjenige, aus dessen Händen die Energie fließt, »tankt« selbst einen Teil der »universellen Heilenergie«.

Wie Reiki wirkt, läßt sich im Einzelfall nie exakt vorhersagen. In der Regel ruft es aber folgende oder ähnliche Reaktionen hervor:

- Es entspannt auf tiefe Art und Weise, löst Streß auf und läßt Gedanken und Körper zur Ruhe kommen.
- Es unterstützt körperliche Entgiftungsprozesse und stärkt die Selbstheilungskräfte.
- Es hilft bei der Auflösung von Blockaden und heilt zum Teil körperliche und seelische Krankheiten.
- Es harmonisiert den Energiefluß und stellt körperlich-geistiges Wohlbefinden her.
- Es schützt vor negativen Energien und Gedanken, hebt das Stimmungsniveau und fördert die Lebensfreude.
- Es erleichtert die Erkennung von Krankheitsursachen und fördert ein neues Verständnis von Leben und Tod.

Da Reiki nur jeweils vom Lehrer auf die Schüler übertragen werden kann, bietet jedes Seminar große Spielräume bei der inhaltlichen Ausgestaltung und wird demzufolge oft sehr individuell vorgenommen. Je nach beruflicher oder ideeller Ausrichtung wird der Reiki-Lehrer seine Seminare mit kreativen, therapeutischen, energetischen und anderen Verfahren kombinieren. Dieser Umstand erklärt auch die zum Teil unterschiedlichen Ansichten, Beschreibungen und Definitionen über Reiki. Letztlich jedoch bleibt die Energie immer dieselbe: eine Energie, die frei verfügbar ist, in Richtung Ganzheit strebt und über eine eigene Intelligenz verfügt, so daß sie sich weitgehend unabhängig vom Willen und Ziel des Behandlers entfaltet.

Die Geschichte der universellen Lebensenergie

Der Ursprung von Reiki als Technik der Übertragung von Bewußtsein in Energie liegt Tausende von Jahren zurück. Der Überlieferung zufolge ist es auf alte Kulturen im heutigen Tibet oder Mustang zurückzuführen. Aber wie bei so vielen traditionellen Verfahren ging irgendwann das Wissen um die Möglichkeit dieser Energiearbeit verloren. Wiederentdeckt wurde Reiki erst am Ende des letzten Jahrhunderts durch den Japaner Dr. Mikao Usui. Inspiriert durch Texte der Bibel und auch durch Beispiele aus dem Leben Buddhas, in denen von Spontanheilungen durch Handauflegen berichtet wurde, begab er sich auf die Suche. Er wollte persönlich herausfinden, ob so etwas auch in der heutigen Zeit möglich wäre.

Es dauerte viele Jahre und Usui begann schon beinahe zu verzagen, als er dem Geheimnis doch auf die Spur kam. Am Ende einer 21tägigen Fasten- und Meditationsphase erhielt er durch »göttliche Fügung« die Einweihung zum Großmeister. Das heißt, ihm wurde in einer Art übernatürlicher Eingebung die Fähigkeit verliehen, sich selbst und andere durch das Auflegen der Hände behandeln und heilen zu können. Hinzu kamen Visionen, in denen ihm die Reiki-Heilungssymbole, heilige Mantren und deren Anwendung übermittelt wurden. Anfangs konnte Usui gar nicht nachempfinden, was mit ihm passiert war. Erst durch rein zufällige Heilungen merkte er, über welche Heilkräfte und Möglichkeiten seine Hände nun verfügten. Über die Jahre mußte er auf seinem eigenen Weg der Weiterentwicklung noch viele Dinge erfahren; unter anderem, daß jemand anderes auch offen sein mußte sowie daß Heilung nicht einseitig, sondern mehr als Energie-Austausch erfolgt. So wurde das Usui-System des Reiki geboren.

Usui verbrachte den Rest seines Lebens damit, Reiki zu lehren und auszuüben. In Würdigung seiner herausragenden Verdienste um Heilung und Gesundheit wurde er schließlich sogar vom japanischen Kaiser ausgezeichnet. Kurz vor seinem Tode wurde sein engster Vertrauter Dr. Chujiro Hayashi zum Nachfolger und neuen Großmeister des Reiki bestimmt. Dieser gründete eine Reiki-Heilungsklinik in Tokio, wo Reiki gelehrt und unter seiner Führung praktiziert sowie weiterentwickelt wurde. Hayashis Impulsen ist es zuzuschreiben, daß das bis dahin ganzheitliche Usui-System in verschiedene Grade aufgeteilt wurde, um es leichter weitervermitteln zu können. Auch entdeckte der neue Großmeister, daß Reiki oft wie von selbst die Ursachen von Symptomen finden, sie mit Energie füllen und das Gleichgewicht wiederherstellen kann. Er hinterließ unzählige Aufzählungen und Berichte über Behandlungserfahrungen.

1935 wurde eine junge Frau aus Hawaii, Hawayo Takata, zu Dr. Hayashis Klinik gebracht. Eine innere Stimme hatte ihr zuvor gesagt, sie benötige trotz ihrer schweren Erkrankung keine Operation. Vielmehr solle sie nach einer anderen Art der Behandlung suchen. Im Verlauf eines Jahres wurde sie durch Reiki geheilt, erlernte selbst Reiki und kehrte in ihre Heimat zurück, wo sie 1938 schließlich von Dr. Hayashi zur Meisterin eingeweiht wurde. Nach Hayashis Tod wurde Hawayo Takata neue Großmeisterin des Reiki.

Über 40 Jahre lang führte Takata die Reiki-Tradition weiter und weihte mindestens 22 weitere Reiki-Meister ein. Vor ihrem Tod übergab sie 1980 ihrer Enkelin Phyllis Lei Furumoto die traditionelle Rolle der Großmeisterin. Hier nun nahm Reiki Abschied von seiner monopolistischen Tradition der Großmeisterweihe. Denn neben Furumoto erhielt auch Dr. Barbara W. Ray die Schirmherrschaft über Reiki. Beide Frauen gingen mit den Jahren getrennte Wege. Während Frau Ray die »American International Reiki Association« gründete, rief Frau Furumoto mit einer Reihe weiterer Reiki-Lehrer die »Reiki-Alliance« ins Leben. Beide Organisationen begannen, sich gegeneinander abzugrenzen.

Einer der Reiki-Lehrer, die von Takata ausgebildet wurden und gemeinsam mit Furumoto die Alliance gegründet hatte, war Premjuk. Dieser wendete sich mit den Jahren immer mehr von der dogmatischen Alliance-Ausrichtung ab und gab vermehrt auch das weiter, was Furumoto zum Teil vernachlässigte. So weihte er unter anderem Lehrer auch in die Großmeistergrade ein und legte Wert auf Fußeinweihungen. Um seine veränderte Haltung zu dokumentieren, begründete er den Status des Freien Reiki-Meisters/-Lehrers.

Die einzelnen Grade

»Mit Reiki wird man erwachsen, weil man die Verantwortung für sich übernimmt« (Brigitte Ziegler)

Oft steht am Anfang jedes neuen Weges die Unzufriedenheit über das bisherige Leben. Das Gefühl, es müsse noch mehr geben als das, was wir gewöhnlich als erstrebenswerte Ziele im Leben ansehen, regt uns an, nach Alternativen zu suchen. Im breiten Angebot von Seminaren, Therapien, Meditationen und Bewußtseinsschulen kann Reiki zum Einstieg für einen ganz persönlichen und bereichernden Weg werden. Um mit der Reiki-Energie arbeiten zu können, ist es notwendig, von einem Reiki-Lehrer durch bestimmte, traditionell überlieferte Zeremonien »eingeweiht« zu werden. Gewöhnlich werden Einweihungen in Wochenendseminaren durchgeführt.

Beim I. Grad erfährst du die Öffnung und Reinigung deiner inneren Heilungskanäle und aller Energiezentren sowie eine wesentliche Erhöhung deiner Lebenskraft. Du erhältst vier energetische Einweihungen, die dir ermöglichen, ein Leben lang mit der Reiki-Kraft zu arbeiten. Von nun ab verfügst du damit über »heilende Hände«. Es ist wie ein Geschenk, das du dein ganzes Leben behalten darfst. Es liegt jetzt an dir, diese Fähigkeit zu nutzen. Je mehr du dir und anderen Reiki zuführst, um so mehr wirst du das Fließen der universellen Lebensenergie spüren und genießen können.

Während des Seminars zum I. Grad erfährst du Geschichtliches über Reiki, lernst die Handpositionen kennen, um die Methode erfolgreich anzuwenden, und gibst sowie empfängst bereits eine umfangreiche Behandlung. Oft werden die Teilnehmer/-innen von der Reiki-Energie während der Einweihungen so berührt, daß sich ihr Leben schlagartig zum Positiven wandelt. Zusätzlich zu den Handpositionen lernst du, auf welche Art Reiki bei bestimmten Problemen und Krankheiten helfen kann und wie sich mit Hilfe der Reiki-Kraft Blockaden im Körper beseitigen lassen. Du erspürst, wie die universelle Energie ausgleicht und beruhigt.

Nach der Einführung in den I. Grad findet in den kommenden Wochen eine enorme Reinigung der Eigenenergie des Körpers, ein inneres Ausbalancieren sowie die Anhebung der Schwingungsfrequenz statt. Der harmonisch-ausgleichende Effekt von Reiki wird oft recht bald und zum Teil auch überrascht und verwundert durch die Umwelt wahrgenommen: ob am Arbeitsplatz, im Sport, der Freizeit oder daheim in der Familie. Besonders Kinder spüren und lieben diese neue Schwingung und reagieren darauf sehr positiv. Dir wird nach und nach bewußt, daß Reiki das

Tor in eine neue Lebensphase aufstößt und damit dein bisheriges Leben wertvoll bereichert.

»Was nach dem I. Grad geschah, war erstaunlich. Mit einem Mal spürte ich eine ungeheure Lebensfreude in mir. Einige meiner Bekannten sagten mir, ich würde so glücklich und froh aussehen. Und das, obwohl sich an meinen Problemen eigentlich nichts geändert hatte. Und dann diese Energie, die ich plötzlich verspürte. Ich schwang mich immer aufs Fahrrad und fuhr durch die Landschaft; denn ich verspürte eine große Naturverbundenheit, wie ich sie zuletzt als Kind erlebt habe.«

»Bei den Einweihungen kam es mir vor, als würde ein Puzzle wieder neu zusammengesetzt werden.«

»Ich habe das Gefühl, die Dinge jetzt viel klarer zu sehen. Mit meinen Problemen kann ich jetzt viel leichter umgehen und sehe sie nicht mehr so negativ. Im Gegenteil, ich empfinde es als beruhigend, daß sie mich nicht mehr so erdrücken.«

»Für mich ist es wie ein Wunder, meine Ekzeme, die ich seit Jahren ›beherberge‹, sind verschwunden. Ich freue mich und bin dankbar.«

Der II. Grad bewirkt einen enormen Kraftzuwachs und erweitert die Möglichkeit der Reiki-Arbeit beträchtlich. Er versetzt dich in die Lage, Reiki **»jenseits von Raum und Zeit«** zu schicken. Es bedarf somit nicht mehr des Handauflegens, um Energie fließen zu lassen. Mittels einer bestimmten Technik bist du in der Lage, Reiki jeweils dorthin fließen zu lassen, wohin du es haben möchtest. Von deinen Händen aus kann die Energie von nun ab jedes Ziel auf der Erde erreichen. Aber nicht nur Lebewesen, selbst bestimmte Gebiete auf der Welt können gezielt mit Heilenergie versorgt werden. Damit läßt sich Reiki beispielsweise auch zur Wiederherstellung ökologischer Systeme unserer Welt verwenden.

Neben der Möglichkeit der Fernheilung beinhaltet der II. Grad zusätzlich eine Mentaltechnik, mit deren Hilfe du auf psychischer Ebene Ängste, Süchte, Neurosen und andere Disharmonien behandeln kannst. Als Reiki-Anwender verfügst du damit über ein Instrumentarium, um Harmonie zu erzeugen und Blockaden aufzulösen. Hierdurch lassen sich beispielsweise der Unterricht in Schulklassen, eine anstehende Urlaubsfahrt, die Entwicklung der Beziehungen innerhalb der Familie oder zu treffende Entscheidungen positiv beeinflussen. Durch die zusätzliche Verwendung eines Kraftsymbols fließt eine deutlich höhere Energiemenge, so daß die Dauer von Behandlungen oft verkürzt wird. Insgesamt betrachtet, bietet der II. Grad Möglichkeiten, die häufig erst nach längerer Zeit der Anwendung erkannt und genutzt werden.

Jeder Grad stellt eine neue Stufe auf dem Weg der Persönlichkeitsentwicklung eines Menschen dar. Während der I. Grad die körperliche und der II. Grad die psychisch-emotionale Ebene berührt, aktiviert der III. Grad die spirituelle Reifung einer Person. Wenn du dich dazu entschließt, den dritten Grad zu machen, solltest du bereits eine längere Zeit mit den anderen beiden Graden gearbeitet und die körperlichen und psychischen Veränderungen, die oft damit einhergehen, abgewartet haben. Erst wenn es sich für dich gut anfühlt, solltest du den Entschluß fassen, dich in die **»Energie der Meister«** einweihen zu lassen. Spätestens nach der Meister-Einweihung wirst du erkennen, daß Reiki mehr ist als ein Heilungssystem. Reiki wird zum Weg und zur Transformation hin zum Licht. Der Einsatzbereich selbst ist nicht mehr so spektakulär wie beim II. Grad, doch erhöht sich das Energiepotential durch die Einweihung um ein Vielfaches. Mit diesem Grad treten die größten Veränderungen ein und man lernt, die Reiki-Energie schnell und gezielt zu übertragen. Mit Beschreiten des Meister-Weges finden noch einmal eine Reihe von Reinigungen, verbunden mit einer erneuten Anhebung der Schwingungsfrequenz des Körpers, des Mentalen und der spirituellen Ebene statt. Persönliche Eigenarten, Geschmäcker, ja selbst der Bekanntenkreis kann sich völlig verändern. Letztlich ist der Meister-Grad kein Zustand, sondern ein Weg; er führt an die eigenen Begrenzungen und Blockaden mit dem Ziel, diese nach und nach aufzulösen. Die Stufe der Meister-Energie aktiviert die eigene spirituelle Entwicklung und stellt den dauerhaften Kontakt zur göttlichen Ebene beziehungsweise den spirituellen Meistern des Lichtes her.

»Nach dem zweiten Grad fühlte ich mich wie abgehoben. Vor meinem geistigen Auge tauchte ein dunkler Tunnel auf, an dessen Ende plötzlich ein gleißend heller Strahl erschien.

Zu Hause warteten Prüfungen auf mich. Böse Fragen meines Mannes fing ich ganz anders auf als zuvor. Ich erkannte sie als seine Probleme und fühlte mich nicht mehr angegriffen. Mehr und mehr sah ich meinen Weg und vestand, ihn gehen zu müssen.

Während der Einweihung zum III. Grad spürte ich plötzlich, wie mir Wurzeln wuchsen, die ich nie gehabt hatte. Es war ein wunderschönes Gefühl, festen Boden unter den Füßen zu bekommen.

Seither erfahre ich staunend, wieviel Positives, wieviel Liebe ich erhalte und wieviel Erfolg auf mich zukommt. Dankbarkeit erfüllt mich, mit Reiki meinen Weg weitergehen zu dürfen.«

Mit Erhalt des III. Grades schließt sich der Zyklus der Einweihung. Du verfügst nun über alle Möglichkeiten, die Reiki-Energie zu nutzen und positiv für dich und andere anzuwenden.

Als ganzheitliches System natürlicher Heilung bietet dir Reiki die Chance der gezielten Behandlung wie auch der Aktivierung deiner persönlichen Entwicklung. Auf die Ausbildung zum Reiki-Lehrer (dem IV. Grad) sowie weitere Einweihungen, die darauf aufbauen, soll hier nicht näher eingegangen werden, da sie nur für diejenigen interessant wären, die auch selbst Seminare anbieten wollen.

Für wen ist Reiki?

Grundsätzlich läßt sich feststellen, daß Reiki für Menschen, die sich schlecht entspannen können, eine phantastische und sichere

Methode ist, um abzuschalten und Ruhe zu erfahren. Reiki kann für jeden einen Wohltat sein und das Leben in vielfältiger Weise bereichern. Durch die wunderbare Wärme bei der Übertragung von Lebensenergie wird während der Behandlung ein angenehmer Zustand erreicht, der die Probleme des Alltags in ein anderes Licht taucht. Und sollte jemand körperliche Probleme haben oder krank sein, so hilft Reiki bei der Wiederherstellung eines gesunden und harmonischeren Zustandes.

Jeder Mensch, der Heilung sucht oder bringen möchte, kann sich behandeln lassen oder selbst ein Seminar besuchen. Reiki stellt keine Konkurrenz für die Schulmedizin dar, sondern kann eher als Ergänzung im Sinne einer ganzheitlichen Behandlung oder Lebensführung gesehen werden. In den USA ist Reiki eine anerkannte Zusatzausbildung für alle Heilberufe. In England arbeiten in annähernd 3000 Kliniken Heiler und Ärzte Hand in Hand. Auch in Deutschland hat Reiki Eingang gefunden in esoterische, aber auch heilkundliche und psychotherapeutische Bereiche. Die Praxis zeigt, daß Reiki jedwede Art von Therapie und Behandlung begleitend unterstützt und oft zu einem rascheren Erfolg beiträgt. Aus eigener Erfahrung weiß ich, daß Reiki unter anderem bei Fußreflexzonenmassage, Akupressur, Lymphdrainage, Atem-Therapie, Yoga, Mentalem Training, Chiropraktik, Zahnbehandlungen, nach Operationen und Knochenbrüchen, bei chronischen Organbeschwerden und auch bei psychischen Problemen eingesetzt wird.

Allerdings soll ausdrücklich darauf hingewiesen werden, daß Reiki nicht eine Behandlung beim Arzt, Heilpraktiker oder Psychotherapeuten ersetzen soll. Im Gegenteil: ein Zusammenwirken beider Professionen führt meistens zu unerwartet raschen Erfolgen. Seelische und körperliche Gesundheit kommt von innen. Sie können sich nur auf der Grundlage eines harmonischen Gleichgewichtes vollziehen.

Über den beschriebenen Bereich hinaus wird Reiki immer mehr auch für den Sport entdeckt. Japanische, chinesische und koreanische Betreuer arbeiten längst regelmäßig mit Energieanwendungen, um ihren Aktiven im entscheidenden Moment zur vollen Nutzung ihrer Fähigkeiten zu verhelfen. Eingesetzt wird Reiki auch in Bereichen der Wirtschaft und Planung wie auch bei Menschen, die häufig in der Öffentlichkeit stehen (Sänger, Filmschauspieler, Moderatoren). Hier hilft die Reiki-Kraft, auf die Minute topfit zu sein und dabei Persönlichkeit und positive Ausstrahlung zu demonstrieren.

Insgesamt betrachtet, bin ich mir sicher, daß die Möglichkeiten für Reiki bis heute nur in Ansätzen erkannt wurden und ausgeschöpft werden. Für die Zukunft ist zu erwarten, daß sich das Spektrum der Anwendungsmöglichkeiten noch deutlich vergrößern wird. Eine der Möglichkeiten, auf die in der bisher erschienenen Reiki-Literatur noch gar nicht hingewiesen wurde, stellt Reiki für die Schwangerschaft dar ...

»Wir können nicht wissen, wieviel gerade genug ist, bevor wir erfahren haben, wieviel mehr als genug ist.« (Sheldon B. Kopp)

Kapitel 3

Reiki, Schwangerschaft und Persönlichkeit

Immer wieder kommen wir im Laufe unseres Lebens in Situationen, die uns eine neue Richtung geben können. Denken ließe sich beispielsweise an den Beginn der Schule, die Zeit der Ausbildung, an Umzüge, Wohnortswechsel, an Hochzeiten, Prüfungen, aber auch an Lebenskrisen, Trennungen, Krankheiten und vieles andere mehr. Ganz besonders trifft dieser Umstand auf die Zeit der Schwangerschaft zu. Ein Kind zu erwarten, veranlaßt Menschen in besonderem Maße, ihr bisheriges Leben zu überdenken und sich neue Ziele zu setzen. So ist die Zeit der Schwangerschaft nicht nur wichtig zur körperlichen Vorbereitung auf die Geburt, sondern ebenso wichtig zur seelischen Vorbereitung auf das spätere Elterndasein. Gerade hier bietet Reiki eine ideale Ergänzung, da es nicht nur neue Akzente, sondern auch einen vollkommenen Neuanfang bewirken kann.

Schon die Frage nach dem Kinderwunsch, mehr noch das Erleben der Schwangerschaft, Geburt und Kindererziehung, stellt Menschen immer wieder vor Probleme, vor Entscheidungen, wie auch vor Zerreißproben. Zwar haben Paare heutzutage mehr denn je die Möglichkeit, sich bewußt für oder gegen ein Kind zu entscheiden. Und dennoch: trotz besserer Aufklärung, trotz besserer Verhütungsmethoden sowie wachsender Zurückhaltung beim Eingehen sexueller Beziehungen – mehr als die Hälfte aller Schwangerschaften hier im Westen sind eher Zufallsprodukte. Demzufolge befindet sich etwa die eine Hälfte der werdenden Eltern in einem inneren Konflikt bezogen auf die zukünftige Rolle, während sich die andere Hälfte ganz bewußt und zielstrebig auf die anstehende Zeit vorbereitet. Wie auch immer: Reiki bietet in beiden Situationen eine gute Chance der Hilfe und Unterstützung. Denn neben der Möglichkeit, Energie durch Auflegen der Hände weiterzugeben, entfaltet sich Reiki noch auf einer zweiten Ebene. Je nach Ziel und Intensität der Anwendung wird Reiki rasch zu einem Weg, der in Richtung Ganzheit und Harmonie deutet; zu einem geistigen Weg, der uns aus unserem Alltagstrott herausholen und mehr zu uns selbst führen kann. Damit hilft uns Reiki, dem tieferen Sinn des Lebens auf die Spur zu kommen. Gerade in der Verbindung dieser fernöstlichen Methode mit westlichen Ansätzen liegt eine große Chance, die uns gelassener macht und uns mehr und mehr zu Partnern der Schöpfung werden läßt.

»Aus meiner heutigen Sicht tut es mir leid, daß ich während meiner beiden Schwangerschaften Reiki noch nicht kannte und daher nicht anwenden konnte. Ich stelle es mir sehr schön vor, ein Baby schon im Mutterleib mit der Reiki-Energie zu versorgen und auf diesem Wege sehr früh etwas für das Ungeborene tun zu können. Die innere Ruhe, die ich für mich mit Reiki erreicht habe, hätte meinen Kindern und mir wahrscheinlich sehr geholfen.

Ich kann mir auch vorstellen, daß ich auf diesem Wege keine vorzeitigen Wehen bekommen hätte.

Jetzt bin ich jedesmal dankbar, wenn ich meinen beiden Kindern Reiki geben kann, zum Beispiel bei Krankheit, innerer Unruhe, Ängsten ..., und merke, daß es ihnen guttut. Ich genieße es aber auch, Schwangere zu behandeln und so etwas für den neuen Erdenbürger zu tun.«

Direkt mit Beginn des ersten Kontaktes hilft Reiki, den Körper für die neue bevorstehende Zeit vorzubereiten. Allein schon durch die einzelnen Einweihungen erfährt der Körper eine Reinigung und wird auf eine höhere Schwingungsfrequenz eingestellt. Einweihungen oder Einstimmungen sind dabei als eine Art von Kraftübertragung zu beschreiben, die sich in Sekundenbruchteilen vollzieht. Das heißt, der Reiki-Lehrer besitzt die Fähigkeit, andere Menschen in die Lage zu versetzen, ebenfalls mit Reiki zu arbeiten. Die Energieschübe, die eine Einweihungs-Zeremonie auslöst, wirken sich auf den körperlichen wie auch auf den feinstofflichen Bereich des Körpers aus. So werden unter anderem Herz, Thymusdrüse, Schilddrüse, Hypophyse und Zirbeldrüse gereinigt und alsbald verschiedene Chakren geöffnet.

Für manche sind Einweihungen vergleichbar mit der persönlichen Entwicklung, die jemand zum Beispiel durch lange Meditationspraxis erzielen kann. Die Einweihungen sind die Grundlage dafür, daß sich positive Veränderungen einstellen. Gerade sie sind es, die den werdenden Eltern ein neues Verständnis zur Bedeutung der Schwangerschaft sowie eine neue Form der Beziehungsebene ermöglichen. Immer wieder kommt es darüber hinaus im Kontext mit Einweihungen zu Spontanheilungen oder zumindest zu Stimmungsverbesserungen. Da die Reiki-Kraft gleichzeitig einen starken Schutz vor negativer Energie, Magie und auch vor Spannungen darstellt, wird der oder die einzelne freier und weniger leicht durch negative Schwingungen, durch Ärger, Neid oder Aggression angreifbar. Besonders diesen Umstand finde ich während der Schwangerschaft wichtig, da eine Unmenge an nicht kalkulierbaren Einflüssen auf die Eltern zu wirken beginnt.

Während für Dr. Usui ursprünglich alles eins war, ist Reiki heutzutage in eine Reihe diverser Einweihungs- und Wachstumsschritte unterteilt. Die Einweihungen in die Grade I bis III bilden dabei die Grundlage auf dem Stufenweg ganzheitlicher Entwicklung und Reifung. Sie formen insgesamt ein harmonisches Ganzes und berühren die drei wesentlichen Teile unseres Wesens: der erste Grad die körperliche, der zweite Grad die psychisch-emotionale sowie der dritte Grad die spirituelle Ebene. Erst der Zyklus der drei Grade bildet letzten Endes die Gewähr, den beschrittenen Weg in Einheit und Vollkommenheit zu gehen; erst mit Erhalt der Einweihung in den dritten Grad beginnt für den Reiki-Schüler der eigentliche Prozeß innerer Transformation, der dem einzelnen seine Aufgabe im Leben samt dessen Eingebundensein in die ganze Schöpfung klarer werden läßt.

Paare, die sich mit dem Gedanken an ein Baby tragen beziehungsweise bei denen bereits eins unterwegs ist, sollten Kontakt zu einem Reiki-Lehrer in ihrer Nähe aufnehmen. Gut wäre es, wenn dieser oder diese über Erfahrungen im Umgang mit Schwangeren verfügt, um den zukünftigen Eltern eine qualifizierte Beratung, bezogen auf deren spezielle Situation, bieten zu können. Dann sollten die Betroffenen für sich entscheiden, inwieweit Reiki für sie in Frage kommt. Persönlich habe ich die erfüllendsten Erfahrungen gemacht, wenn sich Paare gemeinsam für den Beginn dieses neuen Weges entschieden haben. Auch für meine Frau und mich bedeutete die Erlangung des II. Grades bei einem freien Reiki-Lehrer in Berlin einen der unvergeßlichen Höhepunkte unseres Lebens.

Natürlich gibt es Situationen, wo es nur für einen der beiden Partner in Frage kommt, das I. Grad-Seminar zu besuchen. Finanzielle Gründe, Komplikationen oder auch Ängste vor dem Schritt in eine neue Lebensphase halten immer wieder einzelne ab, sich in die Reiki-Kraft einweihen zu lassen. Alle Gründe gilt es ernstzunehmen, denn niemand sollte sich zu etwas gezwungen fühlen, das er oder sie nicht mit vollem Herzen tun möchte. Und dennoch möchte ich hier Mut machen, diesen Schritt zu tun. Ich selbst habe bisher noch niemanden erlebt, der ihn bereut hat.

Bezogen auf die Zeit der Schwangerschaft empfehle ich, sich erst einmal auf den I. Grad zu beschränken. Es reizt zwar, gleich den II. Grad anzuschließen, doch rate ich davon vorerst ab, denn es dauert gewöhnlich eine gewisse Zeit, bis sich Körper und Psyche auf die neue Schwingungsfrequenz eingestellt haben. Oft kommt es zu körperlichen Anpassungserscheinungen, zu veränderten Gedanken und zu Stimmungsschwankungen, manchmal zu einer leichten Verschlechterung der Probleme, ehe sich jemand voll und ganz mit dem ersten Schritt hin zu Reiki anfreundet. Schon durch den I. Grad bist du in der Lage, dir und deinem Baby Heilenergie zur Entspannung, Reinigung und Kräftigung zukommen zu lassen.

Sollten sich unabhängig von Reiki Komplikationen bei Mutter oder Baby abzeichnen, so hilft oft der II. Grad. Hiermit hat man die Möglichkeit, Energie auch zu schicken und gezielte therapeutische Schritte zu vollziehen. Es bietet sich in diesem Falle an, sich an eine/n erfahrene/n Reiki-Behandler/in oder Reiki-Lehrer/in zu wenden. Dieser kann über den Reiki-Strahl gezielt Kontakt zu der erkrankten Stelle aufnehmen, um Energie genau dorthin zu senden, wo sie benötigt wird. Gerade für ein Baby, das noch im Mutterleib »schlummert«, bietet der II. Grad eine hervorragende Möglichkeit der Heilanwendung.

Wenn wir uns entschließen, Reiki zu machen, unternehmen wir einen großen Schritt in Richtung heilende Hingabe und Eigenverantwortung. Die Einweihung in dieses universelle Wissen gibt uns mehr Kraft, Klarheit und Energie, doch eigenverantwortlich nutzen müssen wir es selbst. Genauso, wie dies für die Reiki-Kraft gilt, trifft dieser Umstand auch auf unsere neue Rolle als Vater und Mutter zu. Beides setzt eine Zeit der Umstellung und des Sammelns von Erfahrungen voraus, ehe wir zur wahren Meisterschaft gelangen. Und für beides gilt: Haben wir erst einmal den ersten Schritt hierzu getan, läßt es uns meistens ein Leben lang nicht mehr los. Begleiten wir Baby wie auch Reiki mit Liebe und Dankbarkeit.

»Zuerst müssen wir zur traditionellen Auffassung zurückkehren, daß Kinder etwas Heiliges sind. Dann müssen wir an die Zukunft von sieben Generationen denken und für die Kinder eine saubere und sichere Umwelt bereithalten. Die Art, wie wir unsere Kinder behandeln, hängt unmittelbar damit zusammen, wie wir zur Mutter Erde in Beziehung treten und sie behandeln.«

ARVOL LOOKINGHORSE (Medizinmann der LAKOTA)

Kapitel 4

Die Zeit der »anderen Umstände«

Sich ein Baby wünschen oder Vorbereitung auf eine bewußte Empfängnis

»Heute finde ich es richtig schade, daß wir uns von unserem Kind so überraschen ließen. Irgendwie wollten wir ja ein Baby, doch als es dann tatsächlich unterwegs war, waren wir beide wie vor den Kopf gestoßen. Wir hatten mehr mit unseren Gefühlen als mit dem Baby im Bauch zu tun. Ich bin mir heute sicher, alles wäre viel komplikationsloser verlaufen, hätten wir uns vorher offen mit dem Thema Kind auseinandergesetzt. Wir hätten uns gegenseitig sagen sollen, welche Gedanken, Vorstellungen und Zukunftsängste in uns waren. So aber kam Daniel, ohne daß wir vorbereitet waren ... Das Kind stürzte uns in eine große Krise.«

So oder ähnlich ergeht es vielen Paaren. Dieser Umstand ist jedoch fatal. Denn inzwischen ist durch intensive Studien herausgefunden worden, wie stark bereits die pränatale Phase ein Kind beeinflußt. Also die Zeit, in der das kleine Wesen noch im Bauch der Mutter heranwächst. Aus diesem Grund wäre zu hoffen, daß sich immer mehr werdende Eltern diese Tatsache bewußt vor Augen führten. Wäre es nicht ideal, wenn sich beide Partner darin einig sind, daß nun der richtige Zeitpunkt für ein gemeinsames Kind herangerückt ist?

Wenn ihr zu denjenigen gehört, die sich gerade jetzt mit dem Gedanken an ein Kind befassen (beziehungsweise noch ein weiteres haben möchten), dann klärt zuerst zwischen euch ab, ob ihr bereit seid, die Verantwortung für die Elternschaft zu übernehmen. Ein Kind großzuziehen ist immer auch ein hartes Stück

Arbeit. Es erfordert für viele Jahre die Zurückstellung eigener Wünsche. Informiert euch durch Bücher, Berichte und Gespräche über alles, was eine Schwangerschaft mit sich bringen kann. Pflegt Kontakte zu Eltern mit kleinen Kindern, gebt euch euren Gefühlen hin und macht euch auch Gedanken dazu, ob eure Beziehung gefestigt genug ist, ob ihr euch finanziell auf den Schritt einlassen könnt und natürlich auch, ob der Wohnraum wohl ausreichen wird.

Eine gute Möglichkeit, sich gezielt auf die gewünschte Schwangerschaft einzustellen, besteht in der Nutzung der eigenen mentalen Fähigkeiten. Hierzu reicht es aus, sich regelmäßig für einige Minuten an einen ruhigen Ort zu begeben, die Augen zu schließen und sich durch langsames Ausatmen angenehm zu entspannen. Danach beginnt man, sich vor seinem geistigen Auge die Zukunft genauso vorzustellen, wie man sie gerne hätte. Konkret heißt das, du stellst dir beispielsweise die Situation vor, wie ihr euch beide über die Nachricht von der Schwangerschaft freut oder wie sich aus einer befruchteten Eizelle ein gesundes Kind entwickelt. Wichtig ist, daß du fest an die Vorstellung glaubst und die Übung regelmäßig wiederholst. Auf diese Weise wird die Kraft deiner Gedanken wesentlich dazu beitragen, daß vieles später genauso eintrifft, wie du es dir »erträumt« hast.

Willst du dich als Frau körperlich auf die Empfängnis vorbereiten, so meide Streß oder Situationen, die dich belasten. Gehe mit deinem Partner spazieren oder treibe Sport. Ernähre dich ausgewogener als sonst. Iß viel saftiges Obst, Gemüse, Vollkorngetreide, Nüsse und Kerne – im Grunde genommen alles, was möglichst wenig lebensmitteltechnisch aufbereitet oder verändert ist. Zu empfehlen wäre auch, deinem Alltag einen festen Rhythmus zu geben, der es dem Baby später leichtermacht, seinen eigenen zu finden. Wenn du darüberhinaus dein Herz öffnest, auch mal über Sorgen, Ängste und heimliche Wünsche sprichst und dabei merkst, wie dein Partner liebevoll und unterstützend auf dich eingeht, so schaffst du damit eine angenehme Atmosphäre. Eine

Atmosphäre, in der es leichtfällt, sich dem anderen nahezufühlen, um bereit zu sein für die ankommende Seele.

Wenn beide Partner bereits in die Reiki-Kraft eingeweiht sind, so ist es schön, gerade im Hinblick auf die Empfängnis, sich gegenseitig oft Reiki zu geben. Der abwechselnde Energieaustausch zwischen dir und deinem Partner beziehungsweise deiner Partnerin wird wesentlich zu einem Gefühl von Zweisamkeit, Vertrauen und Nähe beitragen – die ideale Grundlage für eine harmonische Zukunft.

Als besonders schön wird von Paaren die **Partner-Meditation** erlebt, die ich hier kurz darstellen möchte:

Setzt euch für diese Meditation so gegenüber auf den Boden, daß sich eure Hände gut berühren können. Kreuzt nun eure Beine zu einer Art »Schneidersitz« oder führt sie locker gestreckt am Körper des anderen vorbei. Vergewissert euch, daß ihr eine Weile, ohne Probleme oder Schmerzen zu bekommen, so sitzen könnt. Zieht euch als Hilfe eventuell ein dickes Kissen unter das Gesäß. Nun laßt alle Finger eng beisammen und legt die Handflächen so gegeneinander, daß die rechte Hand des einen die linke des anderen berührt. Das gleiche gilt entsprechend für die andere Seite. Rückt so dicht zusammen, bis sich die Knie leicht berühren. Dann schließt eure Augen und konzentriert euch auf eure Hände.

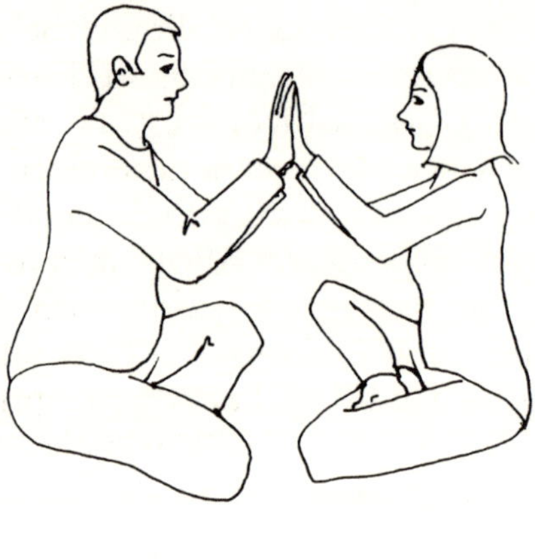

Es kann sein, daß es nach einer Weile etwas anstrengend für euch wird, die Arme so zu halten. Rückt deshalb eventuell etwas näher zusammen, so daß sich eure Arme und Hände gegenseitig mehr stützen können. Es ist wie bei einer alten Bogenbrücke. Dort, wo der letzte Stein in der Mitte eingesetzt ist, lastet der größte Druck.

Wichtig ist dabei, daß ihr immer weiter ruhig atmet und den Körper entspannt, dort wo Anspannung entsteht. Dies gilt im besonderen für Gesicht und Mund. Denn der Mund steht in direkter Verbindung mit den Bauchorganen, bei einer Schwangeren auch mit dem Baby.

Bleibt für etwa zehn bis 15 Minuten in dieser Position. Bei etwas Übung ist diese Meditation auch auf 20 bis 30 Minuten auszudehnen. Während dieser Zeit zirkuliert die Reiki-Energie durch euch beide hindurch. Dies intensiviert euer eigenes emotionales Erleben und fördert die Verbindung zum Gegenüber. Meditation heißt, »sich selbst zu begegnen« oder auch »sich im anderen sehen«. Hier kannst du dir nicht ausweichen. Sprich kein Wort, äußere keine Silbe, selbst, wenn es dir schwerfällt. Vielleicht mußt du verlegen lächeln, nur weil dir die ganze Situation Anfangs peinlich oder komisch vorkommt. Die Reiki-Kraft, die auf tiefer Ebene die Essenz reiner Liebe darstellt, wird dir helfen, Körper und Geist auf die neue bevorstehende Lebensphase einzustimmen.

Diese Meditation läßt sich auch abwandeln oder ergänzen. Hier sind einige weitere Varianten:

- Laßt die Augen geöffnet. Schaut euch durchgängig an, so daß sich auch die Energie eurer Blicke austauschen kann.
- Legt auch zwischen die Handflächen jeweils einen Stein. Der grüne Malachit beispielsweise symbolisiert die Farbe des Herzens. Er wirkt, wo Bewegung oder Veränderung vonnöten sind. Auch der violette Amethyst paßt gut zu dieser Meditation. Er fördert die Intuition und hilft, sich spirituell mehr zu öffnen.

- Benutzt einen Ton, zum Beispiel den Vokal a, o oder u, den ihr beim Ausatmen ganz langgezogen und eintönig vor euch hersagt, um Anspannung loszulassen. Das ist auch eine gute Hilfe, sich während der Geburt leichter zu öffnen.
- Konzentriert euch auf den Atemrhythmus und gleicht euren eigenen dem des Partners immer mehr an. Dadurch erlebt ihr euch zunehmend als »lebendige Einheit«.

Wenn du den II. Grad hast, kannst du über den Reiki-Strahl auch Energie in die Zukunft, das heißt: auf den Moment der Empfängnis sowie die ersten Wochen schicken. Gerade das macht Sinn, weil der Beginn einer Schwangerschaft von der Mutter in der Regel nicht wahrgenommen wird. Benutze aus diesem Grund die Mental-Technik des II. Grades und laß Energie in die Zeugungsphase strömen. Du richtest hierdurch ein »Energie-Depot« ein, welches vor sich hinschlummert. Erst der Moment der Verschmelzung von Ei und Samenzelle wird die Energie aktivieren. Somit wirkt Reiki ganz von selbst in einem Moment, in dem die Schwangerschaft noch ein Geheimnis sein wird, und begleitet das kleine Wesen von Beginn seines Daseins an.

Angenommen, du solltest noch nicht im Besitz der Reiki-Kraft sein, so stellt die Vorphase wie auch der Beginn der Schwangerschaft einen besonders schönen und passenden Zeitpunkt dar, um sich in den ersten Grad einweihen zu lassen. Das gilt sowohl für die Mutter als auch für den Vater.

Da Reiki sowohl ein Weg der Persönlichkeitsentwicklung als auch wirksame Heilmethode ist, kannst du damit auf mehreren Ebenen arbeiten. Die Energie der Einweihung bewirkt (wie vorher beschrieben) neben der Öffnung für die universelle Lebensenergie auch einen Schub in deiner persönlichen Reifung. Deshalb wäre zu erwarten, daß die »neue Energie« dir dabei hilft, deine zukünftige Rolle als Mutter/Vater zu erkennen und sie liebevoll anzunehmen. Reiki erleichtert Veränderungen und fördert den Lebensfluß. Deshalb wird sich alles so entwickeln, daß es zu dir paßt. Die Vorbereitung auf die Schwangerschaft mit Hilfe von Reiki wird dir eine neue Lebensqualität vermitteln, dich innerlich bereichern und den Weg für das Baby öffnen.

»Gerade heute sorge dich nicht«
(Reiki-Lebensregel)

Die 9½ Monate: physische und emotionale Entwicklung

Der Beginn der Schwangerschaft bleibt mehr oder weniger ein Geheimnis, da weder die Befruchtung der Eizelle noch die ersten Wochen bewußt wahrgenommen werden. Die Prozesse spielen sich in so unendlich kleinen Dimensionen ab, daß sie von der werdenden Mutter so gut wie nie bemerkt werden.

Im Regelfall wird eine normale Schwangerschaft etwa 266 Tage beziehungsweise 38 Wochen dauern. Der errechnete Geburtstermin sollte in diesem Zusammenhang lediglich als Anhaltspunkt gesehen werden, da die wenigsten Babys pünktlich zur Welt kommen. Wenn dennoch immer wieder davon zu hören ist, daß ein Baby genau am berechneten Tag kam, so dürfte das wohl eher der mentalen Einstimmung und Fixierung der Mutter oder dem Zufall denn der Art der Berechnung zuzuschreiben sein.

Der Entwicklungsprozeß der befruchteten Zelle vollzieht sich in sehr raschen Schritten. Sie wandert anfangs unbemerkt den Eileiter hinunter, um sich nach etwa einer Woche in der Schleimhaut der Gebärmutter »einzunisten«. Durch ständiges Teilen der Zellen entstehen alsbald Embryo und Plazenta. Der Embryo mag nun etwa einen Millimeter groß sein und ist bereits hier als winziges Pünktchen ganz intensiv in die inneren Abläufe der Mutter integriert. Über das mütterliche Blut wird er mit Sauerstoff, Wasser, Salzen und Nährstoffen versorgt. Werdende Mütter reagieren aufgrund hormoneller Veränderungen häufig gefühlsbetonter. Es kann auch vorkommen, daß sich neue geschmackliche Vorlieben oder Probleme mit der Verdauung ankündigen.

Im Verlauf des zweiten Monats beginnt sich der Körper der werdenden Mutter allmählich auf die Entwicklung in ihrem Inneren einzustellen. Voller Ungeduld oder auch Freude wartet sie auf die Regel und stellt irgendwann fest, daß sie ausbleibt. Eine Ahnung, womöglich schwanger zu sein, beschleicht sie, unterstützt von einem Spannungsgefühl in den Brüsten und eventuell periodisch auftretender Übelkeit. Manche Mütter berichten auch von starker Müdigkeit und von der fehlenden Lust, etwas zu essen. Erklärbar sind diese Symptome mit den Prozessen, die sich in ihrem Körper abspielen. Hier vollzieht sich in raschem Tempo die Entwicklung des Nervensystems, des Gehirns, der Wirbelsäule und des Verdauungstraktes des Embryos. Man kann auch schon erkennen, wo sich bald Arme und Beine ausformen werden. Der Embryo erreicht die Größe eines Reiskorns. Sein Herz beginnt zu schlagen und läßt das sich neu bildende Blut zirkulieren. Ungewöhnlich groß wirkt der Kopf in dieser Phase. Er macht etwa die Hälfte des gesamten Embryos aus. Dieser Umstand macht allerdings Sinn, da dem Gehirn bereits jetzt eine bedeutsame steuernde Funktion zukommt. Gegen Ende des zweiten Schwangerschaftsmonats ist aus der winzigen Zelle inzwischen ein zirka 1,5 Zentimeter langer Körper geworden, dessen Gestalt schon in den Konturen erkennbar wird.

Im dritten Monat ist zwar äußerlich noch nicht viel zu sehen, doch reagiert der Körper der Mutter nun deutlich auf die hormonellen Veränderungen. Wahrscheinlich vergrößert sich die Brust, wird schwerer und empfindlicher. Erste Anzeichen dafür, daß sie sich schon auf die spätere Milchproduktion vorbereitet. Es kann sein, daß die Warzen dunkler werden und sich in ihrer Form verändern. Einsetzendes Ziehen im Unterleib deutet auf das Wachsen der Gebärmutter hin.

Gleichzeitig sind beim Kind bereits alle wichtigen Organe ent-

wickelt und beginnen allmählich mit ihrer Funktion. Die ersten Knochenzellen entstehen und bedingt durch die Zunahme der Muskeln, bewegt sich der Embryo immer häufiger. Schon in diesen Wochen wird deutlich, ob sich ein Junge oder ein Mädchen entwickelt. Zum Ende dieses Monats prägen sich Gleichgewicht-, Tast- und Berührungssinn aus. Diese stellen eine wichtige Grundlage für das Bewegen im Bauch dar. Viel Bewegung hilft schon zu diesem frühen Zeitpunkt dabei, die Wahrnehmung des eigenen Körpers zu fördern, Gelenke und Muskeln zu aktivieren und wichtige neue Sinneserfahrungen zu ermöglichen. Der kleine Körper ist noch extrem verletzlich und sollte dementsprechend gut umsorgt werden. Verzicht auf Rauchen, Alkohol und Medikamente sollte genauso dazugehören wie ausgewogene Bewegung mit Spaziergängen und Körperübungen.
Ab Anfang des vierten Monats beginnt für Mutter und Kind zumeist eine ruhigere Phase. Wesentliche Wachstums- und Entwicklungsprozesse beim Embryo sind abgeschlossen. Der kleine Fetus ist bereits in der Lage, zu schlucken, zu saugen und zu atmen. Kleine Mengen Fruchtwasser, die er trinkt, scheidet er wieder aus. Auch beginnt er, seine Muskeln zu gebrauchen, zu stoßen, die Zehen zu spreizen, den Kopf und die Hände zu bewegen. Bei der Mutter verschwinden meist die Anfangsbeschwerden wie Übelkeit und Erbrechen. Das alte Niveau an Leistungsbereitschaft wird wieder hergestellt, manchmal sogar noch übertroffen. Die Phase der Müdigkeit geht vorbei. Mehr und mehr beginnt das zentrale Nervensystem des Babys die Reflexe zu koordinieren. Der Fetus nimmt nun rasch an Größe und Gewicht zu. Er fühlt sich wohl bei soviel Geborgenheit und hat noch genügend Platz, im Fruchtwasser umherzuschwimmen und Purzelbäume zu schlagen. Er lebt wohltemperiert und ist geschützt vor den Einflüssen der Außenwelt. Das kleine Herz schlägt in dieser Phase etwa doppelt so oft wie das der Mutter. Am Ende des vierten Monats beträgt die Größe des Fetus 12 bis 16 Zentimeter bei einem Gewicht zwischen 60 und 200 Gramm.

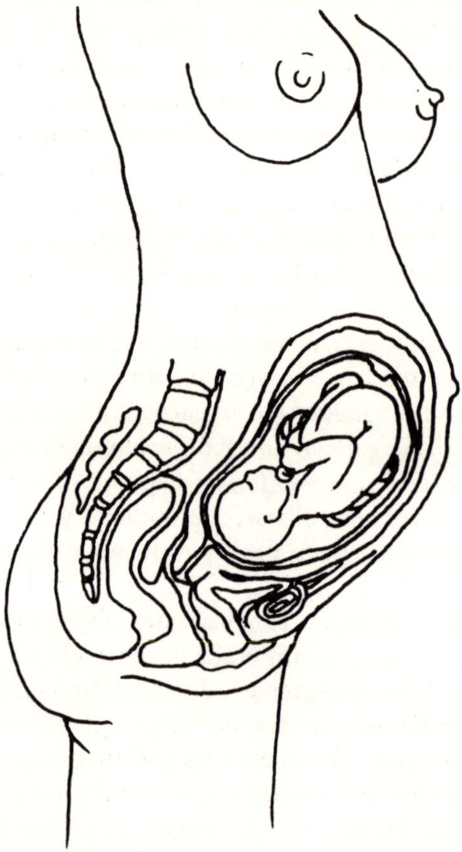

Von vielen Müttern wird *die Zeit um den fünften Monat herum* als die angenehmste Phase der Schwangerschaft erlebt. Der Bauch ist noch keine Belastung, so daß noch alle Tätigkeiten, selbst Reisen problemlos möglich sind. Zwar ragt die Gebärmutter inzwischen aus dem Beckenraum heraus und erreicht fast den Nabel, doch wird dieser Zustand, verbunden mit der leichten Rundung des Bauches, überwiegend als besonders wohlig erlebt. Der Fetus selbst entwickelt noch mehr Spaß an der Bewegung. Er gähnt, strampelt, bewegt Bauch und Brustkorb wie beim Atmen, niest, dreht den Kopf oder spielt mit der Nabelschnur. Irgendwann in dieser Zeit macht er dann auch Augenbewegungen, obwohl die Lider nach wie vor verklebt bleiben. Der eigene kleine Kreislauf beginnt, seine Stoffwechselprobleme selber zu regulieren. Inzwischen ist das Kleine etwa 25 Zentimeter lang und wiegt 250 bis 450 Gramm. Um den 120. Tag herum lassen sich die ersten Kindsbewegungen deutlich spüren. Der werdenden Mutter wird dadurch mehr und mehr bewußt, was sich in ihrem Körper abspielt. Sie beginnt zu realisieren, welche großartige Leistung ihr Körper vollbringt: ein Kind entsteht und wächst in ihr. Auch wenn es sich im Grunde genommen um einen ganz normalen Vorgang handelt, so ist doch jede Schwangerschaft einzigartig und fast als kleines Wunder zu bezeichnen.

Im sechsten Monat beginnt das Baby, seine Augen zu öffnen. Auch die Zähne fangen an, sich zu entwickeln. Die Verhärtung des Skeletts setzt sich fort, verbunden mit der Entstehung der Finger- und Fußnägel. Die sich jetzt bildende Käseschmiere übernimmt die Aufgabe, die Haut des Babys im Fruchtwasser zu schützen. Der obere Rand der Gebärmutter hat inzwischen die Höhe des Bauchnabels erreicht. Dieser Umstand trägt dazu bei, daß der Bauch der werdenden Mutter nicht mehr zu übersehen ist. Auch die Brust wird deutlich schwerer. Das Baby selbst hat jetzt fast 33 Zentimeter erreicht, ist jedoch noch sehr dünn und beginnt nun, Fettreserven anzulegen. Untersuchungen haben gezeigt, daß das kleine Wesen schon längst deutlich auf Umwelteinflüsse reagiert. So steigt die Herzfrequenz des Ungeborenen bei lauten Geräuschen, Lärm sowie unmelodischen Rhythmen drastisch an. Auch seine heftigen Bewegungen verraten Unlust oder inneren Streß. Ansonsten unterscheiden sich Babys in dieser Phase schon deutlich voneinander. Manche sind 20 Prozent, andere 90 Prozent der Zeit in Bewegung. Schon diese Beobachtung läßt einen Rückschluß auf spätere Verhaltensmuster zu. An der Regelmäßigkeit der Aktivitäten im Bauch spürt die werdende Mutter, ob es dem Baby gut geht. Wenn in ihr das Gefühl entsteht, die Bewegungen lassen nach oder werden über einen längeren Zeitraum kaum noch wahrnehmbar, so sollte sie dieses in jedem Fall ihrem Arzt mitteilen.

Der siebte Monat ist dadurch gekennzeichnet, daß Gebärmutter und Kind immer mehr Platz für sich beanspruchen. Da die Mutter Flüssigkeitsreserven für die vermehrte Blutbildung und den Austausch des Fruchtwassers benötigt, beginnt ihr Körper immer mehr Wasser im Gewebe einzulagern. Deshalb findet jetzt nicht nur am Bauch, sondern am ganzen Körper eine Gewichtszunahme statt. Beim Fetus, dem es langsam enger wird, verändert sich die Haut. Nachdem sie bisher transparent war, wird sie jetzt allmählich undurchsichtig. In der gleichen Phase wachsen auch die Augenbrauen und die Wimpern. Das Baby lernt, seine Augen zu öffnen und zu schließen. Am Ende des siebten Monats ist es etwa 35 bis 40 Zentimeter lang und wiegt 900 bis 1300 Gramm. Noch unterscheidet sich die Umwelt des Kindes stark von dem »da draußen«. Es lebt im wohltemperierten Wasser mit konstant 37 Grad, wobei der Körper der Mutter etwaige Temperaturschwankungen ausgleicht. Um sich herum nimmt es jedoch einen recht hohen Geräuschpegel dauerhaft wahr, der geprägt wird durch die Geräusche der Blutgefäße, des Darmes und des Herzschlages der Mutter. Das kleine Wesen lebt zwar vollkommen abgeschlossen und geborgen, und doch nimmt es in immer stärkerem Maße auch die Außeneinflüsse wahr: Stimmen, Streßsituationen, Gefühle, Bewegungen und Geräusche. Die Töne von außerhalb dringen dabei recht gedämpft an das Ungeborene heran. Fruchtwasser und Bauchwand der Mutter bilden einen Schallschutz. Der Stimme der Mutter kommt besondere Bedeutung zu. Untersuchungen an Frühgeborenen gleich nach der Geburt haben bestätigt, daß sich die mütterliche Stimme positiv auf das emotionale Befinden des Kindes auswirkt.

Der achte Monat wird dadurch geprägt, daß Stoffwechsel und

Kreislauf der werdenden Mutter immer mehr beansprucht werden. Unliebsame Nebeneffekte können in dieser Phase Krampfadern und Hämorrhoiden sein. Durch die weitere Vergrößerung der Gebärmutter werden die Organe zunehmend verschoben. Beschwerden wie Sodbrennen, Verstopfung, Rückenschmerzen und Harndrang sind oft die Folge. Für die werdende Mutter empfiehlt es sich nun, sich zu schonen. Nicht nur um einer raschen Ermüdung vorzubeugen, sondern auch um eine Frühgeburt zu vermeiden. Das Baby legt weiter zu. Es wiegt zwischen 1900 und 2100 Gramm und erreicht eine Länge von 40 Zentimetern. Es kann riechen, schmecken und auch den Unterschied zwischen hell und dunkel wahrnehmen. Untersuchungen haben gezeigt, daß grelles Sonnenlicht selbst den dunklen Raum der Gebärmutter etwas heller macht.

Das Baby paßt sich mit seinen Aktivitäten dem Rhythmus der Mutter an. Ist sie in Bewegung, schläft das Kind durch die beruhigenden Schaukelbewegungen im Bauch oft ein. Möchte die Mutter allerdings schlafen, so entwickelt das Kind häufig einen sehr heftigen Bewegungsdrang, so daß Schlaf für die Mutter unmöglich wird. Allerdings bleibt ihm in seiner »Höhle« immer weniger Raum. Denn aufgrund seines Körperwachstums wird es um das Baby herum immer enger. Wenn es nun schon mit dem Kopf nach unten liegt, wird es wahrscheinlich seine Lage kaum noch verändern.

Die Wahrscheinlichkeit, daß das Kind *mit Beginn des neunten Monats* schon seine Ausgangslage eingenommen hat, ist demnach recht groß. Da es sich kaum noch bewegen kann, schläft es viel. Nach und nach stellen sich Wach- und Schlafphasen ein wie bei einem Neugeborenen. Schlafphasen können dabei bis zu 40 Minuten lang dauern. Das Baby sammelt in den letzten Wochen noch viel Abwehrstoffe für die Zeit nach der Geburt.

Für die Mutter wird die Schwangerschaft nun wirklich beschwerlich. Der Umfang des Bauches behindert sie sowohl beim Gehen als auch beim Liegen. Unbemerkt bereitet sich die

Gebärmutter auf die bevorstehende Geburt vor und zieht sich gelegentlich zusammen. Diese sogenannten Vorwehen sind schmerzlos. Durch sie wird die Muskulatur der Gebärmutter auf die Geburt vorbereitet, und gleichzeitig rutscht das Baby tiefer in das Becken. Manchmal werden Vorwehen fälschlicherweise als die Vorzeichen der anstehenden Geburt mißinterpretiert.

In den letzten Wochen nimmt das Baby noch einmal an Gewicht zu. Es speichert einen Vorrat an Eisen und nimmt Antikörper auf. Darüberhinaus »übt« es ganz intensiv für das Leben draußen. Durch die Aufnahme von täglich bis zu drei Litern Fruchtwasser werden Magen, Nieren und Blase trainiert. Daumenlutschen übt den Saugreflex wie auch die später notwendigen Atembewegungen. Bei manchen Babys setzt deutlicher Haarwuchs ein. Sie werden dicker und legen sich eine isolierende Fettschicht zu, um nicht außerhalb des Bauches sofort durch Unterkühlung krank zu werden. Die Kindsbewegungen werden wegen des geringen Platzes seltener, dafür kann man die Fußtritte deutlich an der Bauchdecke beobachten. Kurz vor dem Geburtstermin hören die Babys meist auf zuzunehmen, was am Alterungsprozeß der Plazenta und auch an der Verringerung der Fruchtwassermenge liegt.

Auf die beschriebene Art und Weise ist nun aus einer Eizelle, die anfangs nur unter einem Mikroskop sichtbar war, Schritt für Schritt ein kleiner Mensch geworden, der sich jetzt darauf vorbereitet, das Licht der Welt zu erblicken.

Nutzung der universellen Lebensenergie für Mutter und Kind

»Das Ziel der menschlichen Gesellschaft muß es sein, in heilender Hinwendung zueinander die Vervollkommnung des Menschseins anzustreben.«
(Dalai Lama)

Wir leben heute in einer Zeit, in der Wissenschaft und Technik und damit auch die Medizin mit ihren Diagnosemöglichkeiten sehr weit vorangeschritten sind. Nur gibt es inzwischen ein großes Dilemma: Zeit kostet Geld – und von beidem ist scheinbar immer weniger vorhanden. Gehst du heute zu einem Arzt, so hat er in der Regel nur einige Minuten Zeit für dich. Gespräche über dein seelisches Befinden sind deshalb selten und kurz, Tests und Laborbefunde dagegen jedoch schnell gemacht. Wenn du schwanger bist, wird dir empfohlen, regelmäßig eine Reihe von Untersuchungen und Kontrollen durchführen zu lassen. Allerdings führt das Erleben der Kontrollen oft eher zu einer Verwirrung oder Verunsicherung, als daß sie dich in deiner Mutterrolle stärken.

Der heute praktizierte »moderne medizinische Umgang mit dem Thema Schwangerschaft« hat bewirkt, daß die Mehrzahl werdender Mütter nur noch wenig Zutrauen zu sich und dem eigenen Körper besitzt. Weit verbreitet ist die Einstellung, ohne medizinische Hilfe nicht mehr auszukommen. Und so wird in einer Vielzahl der Fälle Schwangerschaft zu einem Vorgang, bei dem der Fötus beobachtet sowie sein Wachstum überwacht, dokumentiert und nicht selten auch manipuliert wird. Alles das bewirkt eine Schwächung der Frau zu einem Zeitpunkt ihres Lebens, an dem sie eigentlich einen guten Kontakt zu ihrem Körper und eine stabile Psyche benötigt. Dies macht es ihr schwer, die Herausforderungen von Schwangerschaft, Geburt und der Zeit danach liebevoll und wohlwollend zu bewältigen.

In ihrem Buch »Mütter sind das Salz der Erde« schreibt die bekannte Soziologin und Geburtsvorbereiterin Sheila Kitzinger: »Ist erst einmal ein Baby unterwegs, wird die Frau von einem Gesundheitssystem übernommen, das ihre Sorgen als trivial behandelt und von ihr erwartet, daß sie sich seiner Fürsorge ausliefert, ohne allzu viele Fragen zu stellen oder den reibungslosen Ablauf der Institution zu stören. Jede Frau, die auf Gespräche und Absprachen mit Ärzten und Pflegepersonal hofft, kann schon bei der ersten Vorsorgeuntersuchung, der sie sich unterzieht, mit einer Enttäuschung rechnen. Die meisten Praxen funktionieren, als seien sie darauf abgestimmt, in den Frauen, die sie aufsuchen, Ängste zu wecken ...«

Hierzu möchte ich einen konkreten Fall aus meiner Arbeit anführen:

Vor einigen Jahren kam eine Frau ganz aufgelöst zu mir. Ich kannte sie bereits, denn sie war vor einem Vierteljahr in den I. Grad im Reiki eingeweiht worden. Nun, im fünften Schwangerschaftsmonat hatte man ihr erklärt, sie würde aufgrund irgendwelcher Komplikationen wohl ein behindertes Kind zur Welt bringen. Ich versuchte, sie zu beruhigen und erst einmal herauszufinden, aufgrund welcher Art von Untersuchung ihr die Ärzte eine derartige Diagnose mitgeteilt hatten. Sie war jedoch so durcheinander, daß sie mir dazu keine näheren Angaben machen konnte.

Nach dem Gespräch behandelten wir beide gemeinsam eine Weile den Bauch. Dabei legte sie ihre Hände weiter unten und ich meine weiter oben hin, weil es für uns Beteiligte so am bequemsten war.

Später dann nahm ich mit Hilfe der Mentaltechnik des II. Grades direkt zu dem kleinen Wesen im Bauch Kontakt auf. Dort wirkte für mich auf den ersten Blick alles dunkel und durcheinander. Für eine Weile schickte ich Licht und Liebe, doch hatte ich den Eindruck, daß davon nur wenig ankam. Deshalb benutzte ich jetzt das Harmonie-Symbol, um mögliche Störungen oder

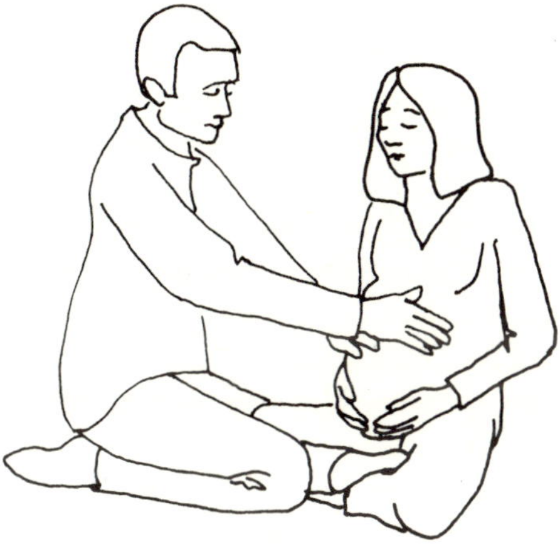

Energieblockaden gezielter anzugehen. Mit seiner Hilfe spürte ich, daß es eine Verengung oder Verwringung gleich zu Beginn des Dünndarmes geben mußte. Während ich hier nun die Reiki-Energie hinströmen ließ, wurde mein Eindruck allmählich positiver. Am Ende der Behandlung hatte ich das Gefühl, daß das Problem aufgelöst sei ... Eigentlich fand ich es schade, daß die Frau sich nicht wieder meldete. Erst viel später hörte ich über Umwege, daß sie ein kleines Mädchen bekommen habe. Natürlich ließ ich es mir nicht nehmen, sie umgehend anzurufen und ihr nachträglich zu gratulieren. (So ganz nebenbei entnahm ich dem Gespräch, daß das Baby völlig gesund sei. Ich fragte auch nicht weiter – aber ich war doch tief berührt.)

Das Wichtigste, was sich neben der körperlichen Reifung während der Schwangerschaft abspielt, ist die Entwicklung des Urvertrauens. Die Art sowie die Häufigkeit, mit denen eine werdende Mutter den Kontakt zu dem Ungeborenen sucht, bestimmt weitgehend, mit welchem Grundgefühl und welcher Selbsteinstellung ein Kind später durch die Welt geht. Experten nehmen an, daß die Phase der Schwangerschaft gemeinsam mit den ersten zwei Lebensjahren von hervorgehobener Bedeutung für das ganze Leben ist. In dieser Zeit erworbene Haltungen und Grundmuster ziehen sich durch alle späteren Phasen hindurch wie ein roter Faden. Nur in wirklich seltenen Fällen wird sich hieran noch etwas ändern. Gerade deshalb ist es wichtig, sich selbst klarzuwerden, wo man wirklich steht, und dem kleinen Wesen schon im Bauch ein Gefühl des Angenommenseins und der Hinwendung zu vermitteln. Urvertrauen entsteht nicht von selbst. Es wächst erst, wenn die Mutter und auch der Vater ihre Selbstzweifel überwinden und sich auf ihr Baby einzulassen beginnen. Oft dauert es aber eine ganze Zeit, bis werdende Eltern das, was da in ihr Leben tritt, auch wirklich verarbeitet und in ihr Denken und Handeln integriert haben.

Ein Kind, selbst wenn es sich noch im Bauch der Mutter befindet, ist ein Teil der Familie. Deshalb sollte es auch so behandelt werden. Es nimmt mit jeder Woche, die es älter wird, mehr am Rhythmus des Alltags sowie an den Stimmungen (besonders) der Mutter teil. Es spürt Gefühle wie Ärger, Trauer oder Angst, reagiert auf Streß wie auch Anspannung und fühlt sich wohl, wenn es der Mutter gut geht und sie ihm Aufmerksamkeit und Zärtlichkeit schenkt. Dabei nimmt das Ungeborene nicht nur über die Nabelschnur körperlich am Leben der Mutter teil, sondern auch über die gedankliche Kommunikation. Diese vollzieht sich ständig (wenn oft auch unbewußt) über eine Art von »telepathischer Beziehung«. Gerade Kinder haben extrem ausgeprägte Antennen und können sehr wohl die Botschaften der Eltern registrieren.

Um dem vorher beschriebenen Einfluß der medizinischen Versorgung entgegenzuwirken und gleichzeitig dem Baby schon ganz früh ein Gefühl von Erwünschtsein und Nähe zu vermitteln, gibt es meiner Meinung nach keinen schöneren Weg, als durch Reiki den direkten Kontakt zu suchen. Die Reiki-Technik ermöglicht es dir, dem Baby deine Liebe nicht nur »telepathisch«, sondern konkret als heilsame und förderliche Energie über die Hände zukommen zu lassen. Die Liebe, die du in deinem Herzen trägst, wird sozusagen aus deinen Händen ausgeschüttet und auf das Baby übertragen. Wenn du dir im Verlauf der Schwangerschaft regelmäßig die Hände auf den Bauch legst, so wird dies eine sehr positive Auswirkung auf dich wie auf dein Baby haben. Beschwerden und Probleme, wie zum Beispiel Übelkeit, Verdauungsschwierigkeiten, hormonelle Störungen, aber auch Gefühlsschwankungen oder depressive Verstimmungen können hierdurch gelindert, oft auch ganz behoben werden. Gleichzeitig empfängt das Baby das angenehme Gefühl kribbelnder Reiki-Energie. Dies unterstützt seine körperliche Reifung und fördert sein Urvertrauen, welches für sein weiteres Leben von entscheidender Bedeutung ist.

»Meine Erfahrungen mit Reiki während der beiden Schwangerschaften waren sehr schön. Mein Körper entspannte sich schnell. Auch das Baby wurde ruhig, wenn ich die Hände auflegte. Es wurde mir mehr und mehr zur Gewohnheit, die Reiki-Energie zu nutzen. Ich weiß nicht, wie es ohne Reiki gegangen wäre, aber ich glaube, so verlief alles einfacher.«

»Ich hatte bereits den ersten und bekam den zweiten Grad, als mein zweites Kind unterwegs war. Für mich wie für das Baby war das der Höhepunkt der Schwangerschaft. Über Wochen fühlte ich mich so energiegeladen, frei und sicher wie noch nie. Reiki begann jetzt, in mir so richtig ›aufzuräumen‹. Ich habe mir oft die Hände aufgelegt. Manchmal, wenn ich allein war, habe ich mit Hilfe von Fern-Reiki direkt mein Kind ›besucht‹. Ich spürte ganz genau, wie es ihm ging und was mit ihm los war. Die Verbindung war sehr stark ...«

»Für mich war Reiki zu geben ein wichtiges Erlebnis. Sehr oft, wenn ich mir die Hände auf den Bauch legte, um mein Baby zu versorgen, geriet ich in einen Zustand der Selbstlosigkeit. Etwas sehr Mächtiges (im positiven Sinn) wirkte durch mich hindurch. Ich vergaß meistens die Zeit völlig. Fast wie in einer Meditation schalteten sich meine Gedanken ab, ich konnte einfach loslassen und war nur noch für mein Kind da.«

»Reiki kennenzulernen, war für mich das reine Glück: Es ging nichts mehr. Unsere Beziehung war im Eimer. Ich mußte ständig liegen. Mein Baby war in Gefahr. Und ich hatte zu nichts mehr Lust. Mein Reiki-Lehrer weihte mich bei mir zu Hause ein. Danach passierte etwas Unglaubliches: ich bekam wieder Energie und Selbstvertrauen. Stundenlang behandelte ich mich selbst. Ich spürte, wie es auch meinem Baby guttat. Ich erzählte allerdings niemandem etwas davon, aus Angst, man könnte mich auslachen. Mein Arzt war über meine Fortschritte sehr erfreut und am Ende hatte ich ein ganz tolles Baby.«

»Sei dankbar für die vielen Segnungen« lautet eine der Reiki-Lebensregeln. Oder anders gesagt: »Gerade heute will ich dankbar sein.« Dankbarkeit war die wichtigste neue Erfahrung, die ich selbst in den ersten Jahren meiner Reiki-Praxis gemacht habe. Ich empfand ein wirklich tiefes Gefühl der Dankbarkeit in mir, daß ich nun mit der Kraft der heilenden Hände ein Werkzeug hatte, welches ein Teil von mir war. Bis heute konnte ich unzählige Male helfen und war oft tief berührt, wenn ich sah, wie sich Probleme oder Symptome verflüchtigten – einfach weg waren.

Wenn du dich jetzt dazu entschließt, dich in den I. Grad einweihen zu lassen, so wirst du womöglich überrascht sein, wie schnell Reiki die Abläufe zwischen dir und deinem Baby harmonisiert. Reiki ist ganz einfach zu erlernen und bietet, wie erwähnt, einen starken Schutz vor negativen Energien sowie belastenden Einflüssen. Darüberhinaus stärkt es dich im Kontakt zu anderen. Wenn du beginnst, die universelle Lebensenergie zu nutzen, kannst du dir selbst mehr Energie, Liebe und innere Freiheit vermitteln, was sich auch auf dein Kind überträgt.

Immer wieder wollen Reiki-Schüler ganz genau wissen, wohin sie die Hände bei einer Behandlung zu legen haben. Deshalb der Ratschlag: Gib dich mehr deiner inneren Stimme hin. Wenn du mit Reiki arbeitest, so bist du deine eigene »Therapeutin«. Du bestimmst, wohin die Energie fließen soll. Niemand anderes kann dir letztlich sagen, was richtig ist. Du weißt am besten, was dein Baby braucht. Verlaß dich auf deine Intuition – das ist der wahre Weg der Meisterschaft. Und das ist auch der Weg, der dich stärkt, wenn alles von außen an deinen Kräfte zehrt. Es ist der Weg heilender Hinwendung und Liebe zu deinem Baby.

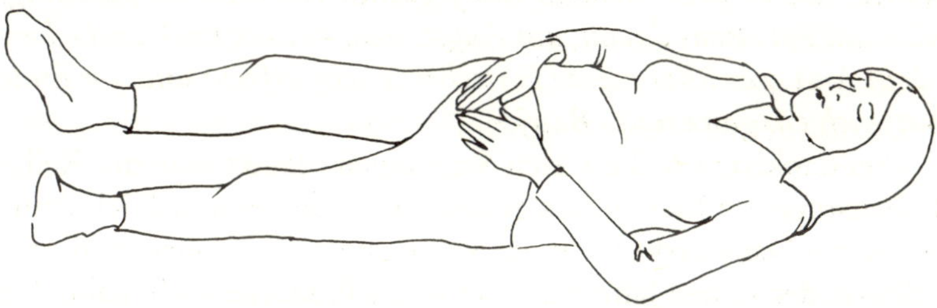

Auf einen Bereich des Körpers, der sehr oft in seiner Funktion und Bedeutung vergessen wird, solltest du bei der Nutzung und Verwendung der Reiki-Kraft unbedingt achten: der Beckenboden. Dieser besteht aus drei Muskelschichten, deren Fasern in einer gitterartigen Struktur verlaufen. Durch ihn ziehen sich die drei Öffnungen von Harnröhre, Scheide und After. In der Schwangerschaft hat der Beckenboden die wichtige Aufgabe, gemeinsam mit dem Beckenknochen das Baby sowie die Gebärmutter mit der Plazenta und dem Fruchtwasser zu tragen.

Während der Geburt wird der Kopf des Babys die Beckenbodenmuskulatur auseinanderschieben. Um diesen extremen Dehnungsprozeß zu ermöglichen, haben Frauen von Natur aus eine Muskelschicht in diesem Bereich, die fast um die Hälfte dicker ist als bei Männern. Jede der drei Muskelschichten des Beckenbodens hat einen speziellen Reflexpunkt. Hierhin solltest du regelmäßig Reiki fließen lassen, um auf diese Weise die einzelnen innenliegenden Schichten indirekt zu aktivieren und zu stärken.

Beginnen kannst du mit der Behandlung des Dritten Auges, das heißt dem Punkt auf der Stirn zwischen den Augenbrauen. Hier liegt der Reflexpunkt des Blasenschließ- und U-Muskels (dieser verläuft um die Scheide herum bis zum Schambein). Wenn du das Zentrum deiner Handfläche auf diesen Punkt der Stirn legst, wird Reiki-Energie über innere Körperbahnen in die unterste Schicht deines Beckenbodens geleitet. Dieses beeinflußt die Spannkraft im unteren Teil deines Körpers in Richtung Schambein positiv.

Die mittlere Beckenbodenschicht hat ihren Hauptreflexpunkt auf dem Rücken zwischen den Schulterblättern. Diese Stelle selbst zu behandeln ist unbequem und hängt von deiner Gelenkigkeit ab. Besser ist es deshalb, wenn jemand anderer diesen Punkt behandelt. Setze dich dafür beispielsweise auf einen großen Gymnastikball, so daß dein Rücken leicht wie ein »C« gebogen ist. Dann kann dir dein Partner von hinten her die Hände auflegen. Der Punkt liegt ziemlich genau an der untersten Stelle deiner Schulterblätter auf der Wirbelsäule. Um die Reflexzonen noch intensiver mit Reiki zu versorgen, können auch beide Hände übereinander gelegt werden. Du selbst sitzt auf deinem Ball weich und elastisch und kannst somit gleichzeitig noch leicht kreisende Bewegungen mit dem unteren Teil des Körpers vollziehen.

Die innere Muskelschicht des Beckenbodens ist reflexpunktbezogen mit dem Mund verbunden. Aus diesem Grunde solltest du ständig darauf bedacht sein, dein Gesicht nicht zu verspannen, obwohl dies immer wieder unbewußt passiert. Denn gerade über das Gesicht drücken wir innere Stimmungen und Gefühle aus. Laß deshalb, so oft du daran denkst, Gesicht, Mund und Zunge bewußt los und achte darauf, daß deine Zähne nicht unnötig oft aufeinanderbeißen. Mit Reiki kannst du am ehesten diese Zone beeinflussen, wenn du entweder beide Hände auf die Wangen legst oder die eine Hand unter das Kinn und die andere vor den Mund hältst.

Alle drei Positionen sollten in der beschriebenen Reihenfolge durch die Reiki-Kraft angeregt werden. Das heißt, du aktivierst

erst die äußere, dann die mittlere und schließlich die innere Schicht der Beckenbodenmuskulatur.

Unterstützen kannst du die Wirkung der Reiki-Anwendungen für deinen Beckenboden, indem du dir mental vorstellst, du saugst beim Einatmen stufenweise eine Kugel in deine Scheide hinein, hältst sie innerlich einen Moment lang fest und läßt sie beim Ausatmen wieder runter.

Darüberhinaus gibt es auch noch Körperübungen, auf die hier jedoch nicht direkt eingegangen werden soll (siehe hierzu: Kitchenham-Pec/Bopp: Beckenbodentraining).

Vater werden: Probleme und neue Rolle

Wird eine Frau schwanger, kommt auch auf den werdenden Vater einiges zu. Nicht nur, daß er seine Rolle neu bestimmen muß, er muß sich auch auf die veränderte Situation gedanklich wie gefühlsmäßig eistellen. Viele Männer wollen heute im Gegensatz zu früher viel aktiver an der Schwangerschaft teilhaben, um ihre Partnerin zu unterstützen. Ein Beispiel ist dieser Vater:

»Ich begleitete meine Frau von Anfang an zu allen Arztterminen und fand es schön, unser Baby auf dem Ultraschallbild zu sehen. Von einem Freund hatte ich von einem Reiki-Seminar gehört. Die Hände auf den Bauch meiner Frau zu legen, gab mir das Gefühl, nicht so außen vor zu sein und förderte die Beziehung zu ihr und unserem Kind.«

Trotz aller schönen Gefühle, die das Vaterwerden in dir weckt, wird der Druck der Belastungen wahrscheinlich in dir größer werden. Du machst dir Sorgen, ob das Baby wohl gesund zur Welt kommen wird, versuchst, deiner Frau nun im Alltag mehr abzunehmen, und fragst dich, inwieweit du den Anforderungen gerecht werden kannst. Gerade in letzter Zeit kommt bei vielen Männern auch die Angst um den Arbeitsplatz hinzu. Wegen des Babys bleiben die meisten Frauen vorerst zu Hause. Das heißt, wenn du es bisher noch nicht warst, wirst du spätestens jetzt zum Alleinverdiener. Somit wächst sehr häufig der finanzielle Druck. Ständig steigende Ausgaben für Miete, Handwerker, Auto, Müll, Wasser und dergleichen bringen heute immer mehr Familien an den Rand der Armut und stellen sie ins gesellschaftliche Abseits. Aus diesem Grund mag es verständlich erscheinen, daß der eine oder andere sich fragt: »Was nützt mir die Freude über ein Kind oder der Stolz, Vater zu werden, was nützen alle die Worte über den Sinn der Familie, wenn es uns zum Sozialfall macht?«

Es ist nie voraussehbar, wie sich ein werdender Vater fühlen oder verhalten wird. Viele fließen über vor Glück und Hinwendung, andere bleiben eher gelassen und rationell, manche haben sogar ganz schön an ihrer Rolle zu knacken:

»Tränen des Glücks, Freudentränen oder zumindest, daß ich es toll finden würde, hatte meine Frau wohl erwartet, als sie mir mitteilte, sie sei schwanger. Aber nichts dergleichen regte sich in mir. Ganz im Gegenteil. Wir hatten gerade geheiratet, und ich hatte mir eine freie, ungezwungene Zukunft zu zweit vorgestellt. Plötzlich war alles ganz anders. Dutzende von Fragen gingen mir durch den Kopf ... Aber mich auf Vaterfreuden einzustellen, das fiel mir wirklich schwer. Ich bedaure es selbst. Ich wäre wirklich gern ein ›besserer Vater‹ gewesen, aber aus meiner Haut heraus, das ging einfach nicht.«

Solltest du ähnliche Probleme mit deiner Einstellung haben, so kann ich dir empfehlen: lies Bücher zu dem Thema und triff dich mit anderen Männern, um mit ihnen darüber zu sprechen. Darüberhinaus kannst du deine Schläfen und deinen Hinterkopf mit Reiki behandeln. Indem du die Reiki-Kraft auf diese Stellen wirken läßt, förderst du die Harmonisierung deiner Gedanken und beeinflußt deine innere Haltung. Du gibst beidem hierdurch eine positive Richtung. Und wenn du magst, dann kannst du deine Entwicklung durch den Satz »Ich bin sicher und geborgen, ich kann Liebe geben und freue mich auf das Baby« unterstützen.

Sehr oft wird vergessen, daß zwei Menschen gemeinsam an

einem Baby beteiligt sind. Während inzwischen für die Mutter viel getan und angeboten wird, bleibt der werdende Vater heute immer noch überwiegend sich und seinen Gefühlen selbst überlassen. Natürlich mag man einwenden, er trage ja schließlich nicht das Baby im Bauch, er habe Termine und müsse arbeiten, und dennoch geht auch er durch ein Wechselbad der Gefühle. Auch er erlebt Höhen und Tiefen, Ratlosigkeit, Selbstzweifel, Ängste und Unsicherheit. Selten sucht er das Gespräch. Er spielt die Rolle des »einsamen Kämpfers«, der es nie gelernt oder ausprobiert hat, sein Innerstes zu zeigen. Er muß stark sein, dort wo er schwach sein möchte.

Schwangerschaft – Vater werden. Das verlangt von dir ein hohes Maß an Flexibilität, Belastbarkeit und Bereitschaft zur Anpassung. Du erlebst, wie deine Partnerin sich nicht nur äußerlich, sondern auch innerlich verändert, ohne daß du daran etwas ändern könntest. Ihr Gefühlsleben und ihre Stimmungen werden schwanken und es dir oft schwermachen, sie zu verstehen.

Vielleicht bekommst du Schwierigkeiten, sie mit »dickem Bauch« zu sehen, eventuell möchtest du gar zu ihr auf Distanz gehen, vielleicht steigert der veränderte Körper aber auch deine Liebe und Zuneigung zu ihr.

»Neulich hat mir eine Frau erzählt, was für ein beeindruckendes Erlebnis es für sie war, zum ersten Mal eine schwangere Frau – also gleich zwei Personen – zu umarmen. Sie meinte, sie könne nun im nachhinein werdende Väter, die sich scheuten, ihre Partnerin in dieser Zeit in den Arm zu nehmen, viel besser verstehen.«

Für das Baby, das in ihrem Bauch wächst, wirst du womöglich sofort voller Stolz und Freude die Verantwortung übernehmen wollen, wirst es streicheln und seine Bewegungen verfolgen. Möglich ist es aber auch, daß du dich über Monate schwertun könntest, dich mit dem Thema »Vatergefühle« anzufreunden.

Egal, wie du reagierst, dir sollte bewußt sein, daß du in der Zeit der Schwangerschaft für deine Partnerin ganz wichtig bist. Du solltest ihr den Rücken stärken und ihr helfen, mit den zunehmenden Strapazen leichter fertigzuwerden. Aber auch im emotionalen Bereich kannst du sie unterstützen, ihr Sicherheit und Vertrauen vermitteln. Gerade jetzt, wo eigene Eltern, Freunde, Nachbarn und Verwandte versuchen, viele Tips zu geben, die häufig jedoch eher das Gegenteil bewirken, ist es deine Aufgabe als werdender Vater, die Mutter vor dem Umfeld ein wenig abzuschirmen. Ansonsten könnte der äußere Einfluß zu Verunsicherung und zu wachsenden Selbstzweifeln führen.

Reiki ist hier eine besonders gute und wichtige Hilfe. Es unterstützt auf energetischer Ebene die Abschirmung und fördert die Ich-Stärke. Wenn du deiner Frau regelmäßig Reiki gibst, hilfst du ihr nicht nur, stabiler zu werden, sondern vermittelst ihr gleichzeitig, daß du sie magst und sie annimmst. Das wird ihr helfen, sich liebevoll und bedingungslos auf das kleine Wesen in ihrem Bauch einzustellen. Sie spürt, daß du zu ihr hältst, und kann somit ihre ganze Energie auf einen guten Verlauf der Schwangerschaft lenken.

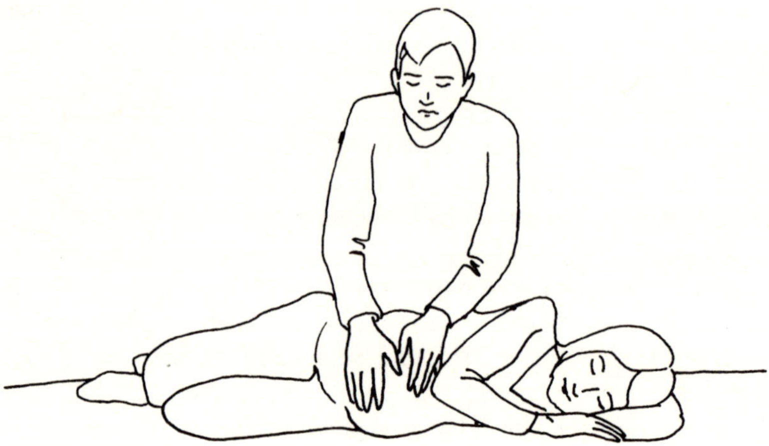

Während der letzten Wochen kommt dir als werdender Vater eine besonders wichtige Funktion zu. Durch dein Verhalten hast du es in der Hand, die Beschwerden der werdenden Mutter zu erleichtern sowie ihr die Angst vor der Entbindung zu nehmen. Gemeinsam mit ihr solltest du alles rechtzeitig für das Baby vorbereiten. Auch solltest du mit ihr reden, wo das Kind geboren werden soll. Es spricht überhaupt nichts dagegen, daß die Geburt in der eigenen Wohnung stattfindet, wenn die Schwangerschaft normal verläuft. Ermuntere deine Partnerin, darüber zu phantasieren, wie sich wohl die Zukunft ihrer Meinung nach gestalten wird. Höre genau zu und ergänze das mit deinen Vorstellungen. Im Zusammenwirken mit Reiki wird dir ein derartiger Umgang mit deiner Frau helfen, ihr und dem Baby sehr nahe zu sein und den Verlauf der Schwangerschaft intensiv mitzuerleben.

Reiki in der Endphase der Schwangerschaft

Die letzten Wochen der Schwangerschaft sind sehr oft von Strapazen und Schmerzen begleitet. Besonders die Nächte haben es in sich, wo du kaum noch weißt, wohin mit dem Bauch. Auch drückt das Kind so sehr auf die Blase, daß du immer wieder zur Toilette mußt. Hinzu kommt, daß tagsüber das Telefon kaum noch stillsteht und jeder Anrufer wissen möchte, ob das Baby schon da ist oder wann es endlich soweit ist. Derartige Fragen zerstören oftmals den letzten Rest an Geduld, den du dir noch erhalten hattest.

Je näher der Geburtstermin rückt, desto wachsamer wirst du. Du beobachtest deinen Körper, um festzustellen, ob sich durch Ziehen im Rücken und Bauch die Wehen womöglich ankündigen könnten. Und du bist innerlich hin- und hergerissen. Einerseits möchtest du jetzt dein Kind nach der langen Zeit endlich sehen, andererseits ist da auch eine gewisse Angst vor der Geburt und dem, was danach kommt.

In dieser gesamten Phase solltest du noch einmal ganz intensiv die Möglichkeiten der Reiki-Kraft nutzen. Insbesondere mit dem Ziel, deinen Körper zu entspannen und in deiner Mitte zu bleiben. Da sich innere Anspannung und auch Angst auf die Funktion der Gebärmutter auswirken, solltest du Streß vermeiden. Der Zustand innerer Spannung würde zwar die Wehen sehr heftig werden lassen, jedoch verhindern, daß sich der Muttermund genügend öffnet. Deshalb solltest du sowohl in der Geburtsvorbereitung wie zu Hause das Loslassen gezielt üben. Dein Partner kann dir bei der Vorbereitung auf die Geburt ein guter Helfer sein:

Entspannung durch heilende Berührung

Du legst oder bettest dich so bequem es geht. Wenn du magst, kannst du später auch die Position wechseln. Dein Partner stimmt oder schwingt sich mental auf dich ein. Eine schöne Musik oder

Düfte unterstützen diese Entspannungsübung. Nun legt der Partner ganz intuitiv seine Hände auf die Stelle deines Körpers, von der er meint, sie wäre am stärksten angespannt. Hier läßt er die Reiki-Energie fließen. Wenn du magst, so versuche auch selbst diese Stelle bewußt zu entspannen. Durch die heilsame Wärme, die sich allmählich auch um die Hände herum ausbreitet, spürst du schon nach wenigen Minuten eine Entkrampfung. Und nicht nur der Körper selbst, sondern auch deine Psyche kann loslassen. Wenn dein Partner den Eindruck hat, er sei an der ersten Position lange genug geblieben, dann setzt er die Behandlung an einer anderen Stelle fort. Auch du versuchst hier wieder loszulassen. Eventuell kann es deinem Partner helfen, wenn du ihm die Stelle zeigst, wo du seine Hände sowie die Reiki-Energie am liebsten haben möchtest.

Reiki als Vorbereitung auf das Stillen

Das natürlichste und ausgewogenste Nahrungsmittel für ein Neugeborenes ist die Muttermilch. Um in der Endphase die Milchproduktion anzuregen und um gleichzeitig das Saugen vorzubereiten, solltest du deinen Brüsten jeden Tag einige Minuten Reiki geben. Lege dafür beide Hände (eine oben und eine unten) erst um die linke, und später um die rechte Brust herum und laß Reiki wirken. Wenn du magst, kannst du deine Hände auch ganz sanft und langsam massierend hin- und herbewegen. Die Vorbereitung auf das Stillen hilft dir, spätere Komplikationen (Entzündung, zu wenig Milch) zu verhindern.

Energiedepot für die Entbindung

Der Verlauf einer Geburt ist so gut wie nie vorherzusagen. Da, wo du meinst, es würde lange dauern, geht es oft ganz schnell, da wo du Komplikationen erwartest, geht alles reibungslos und da, wo du dich auf eine schnelle Entbindung einstellst, läßt das Baby ewig auf sich warten. Oft verliert man den Kopf, oder es schwinden die Kräfte und man möchte am liebsten aufgeben. Für eine derartige Situation ist es gut, mit Hilfe des II. Grades Energie in die Zukunft zu schicken. Nimm dir am besten in den letzten Tagen vor dem errechneten Termin jeden Tag 15 Minuten Zeit und schicke über den Reiki-Strahl Harmonie auf das Entbindungszimmer sowie auf den Verlauf der Geburt. Hierdurch schaffst du ein Energiedepot, welches dir und dem Baby genau im richtigen Moment Reiki zur Verfügung stellt. Bestimmt wirst du später überrascht sein, wie reibungslos alles verlief und über welche Energie du verfügt hast.

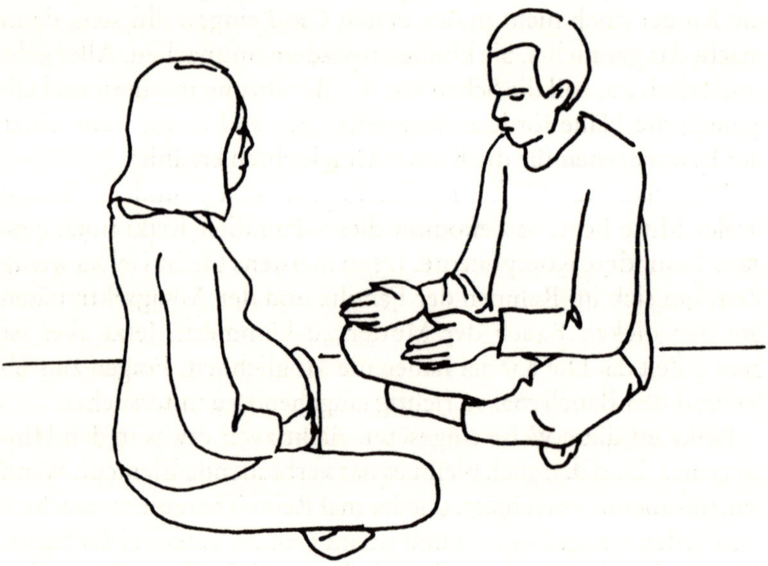

Noch eine Anregung zum Schluß: Wenn ihr bereits ein Kind habt oder auch zwei und mehr (nach oben gibt es hier keine Beschränkung), dann probiert doch einmal folgende Übung aus. Ich habe sie meinen Kindern gegenüber Reiki-Therapie genannt. Gerade in den Monaten, in denen es abends früh dunkel wird, macht es Spaß, die Familie in der Runde zusammenkommen zu lassen.

Zuerst holt ihr alle diejenigen Gegenstände herbei, die euch etwas bedeuten oder die ihr mit Reiki und Spiritualität verbindet. Egal, ob das eine Buddha-Statue, Mineralien, Kerzen oder auch ein schönes Spielzeug sind. Dann baut ihr euch alles schön auf und vergeßt die Kerzen für die richtige Stimmung nicht. Auch eine duftende Räucherkerze macht sich immer ganz gut. Alles zusammen regt die Sinne an, hilft beim Zentrieren und schafft insgesamt eine angenehme Atmosphäre.

Dann fragt ihr, wer sich zuerst hinlegen möchte, um Reiki zu bekommen. Alsdann legen alle Beteiligten ihre Hände auf. Sollten die Kinder noch nicht in den ersten Grad eingeweiht sein, dann macht das gar nichts. Sie können trotzdem mitmachen. Alles geht spielerisch zu, soll die Scheu vor der Berührung mindern und allgemein die Nähe fördern. Besonders passend ist es, wenn einer der Erwachsenen für die Kinder Geschichten erzählt.

Wenn dann die Mutter mit ihrem inzwischen runderen Bauch in der Mitte liegt, so bekommt dieses Familien-Reiki noch eine ganz besondere Komponente. Denn meistens bleibt viel zu wenig Zeit, um sich im Rahmen der Familie und der Alltagsaktivitäten um den dicken Bauch der Mutter zu kümmern. Jetzt aber ist genug Zeit da. Die Kinder haben die Möglichkeit, Fragen zu stellen und den Bauch mal so richtig eingehend zu untersuchen.

Reiki auf diese Weise eingesetzt, rückt zwar etwas in den Hintergrund. Und dennoch bleibt es das verbindende Element. Wenn jemand abends vorschlägt, wieder mal Reiki-Therapie zu machen, weiß jeder, was gemeint ist und ist mit großem Eifer bei der Sache. Die Kinder eher, weil sie die Märchen und das Drumherum lieben, Vater und Mutter hingegen, weil sie sich nach Ruhe und Harmonie sehnen. Auf diese Weise fördert Reiki die Zufuhr von mehr Lebensenergie genauso wie es den Zusammenhalt der Familie stärkt.

Kapitel 5

Reiki bei Beschwerden in der Schwangerschaft

In diesem Abschnitt werden einige unangenehme Nebenerscheinungen behandelt, die sich im Verlauf der Schwangerschaft einstellen können. Sicher ist diese Auflistung weder vollständig noch endgültig, da sich im Einzelfall auch spezielle Probleme ergeben können. Doch gibt sie einen Überblick über die Beschwerden, die am häufigsten auftreten. Für jedes Symptom gehe ich auf Beschreibung, Interpretation sowie Anregungen der Behandlungen mit Reiki ein.

Bezogen auf die »Reiki«-Behandlungen habe ich versucht, die Hinweise für den ersten sowie für den zweiten Grad jeweils getrennt hervorzuheben, da sie in ihren Möglichkeiten schon deutlich voneinander abweichen. Im konkreten Fall mußt du selbst entscheiden, welches Verfahren du anwenden möchtest und welches du auch anwenden kannst. Bei der Beschreibung, an welche Stelle die Hände hingelegt werden sollten, habe ich mich kurzgehalten, da ich dich in deiner Intuition und Verantwortung nicht zu sehr vorbestimmen wollte. Ich unterstelle, daß jeder Mensch im Inneren den besten Weg zu seiner Heilung kennt. Willst du dennoch konkrete Hinweise oder auch Photos, so kannst du in einer Reihe von Büchern gute Angaben finden (unter anderem Brigitte Müller: Reiki – Heile dich selbst).

Dieses Kapitel richtet sich natürlich auch an die werdenden Väter. Ihnen kann die Lektüre helfen, die Beschwerden und Nebenerscheinungen ihrer Partnerin und die daraus resultierenden emotionalen wie auch körperlichen Veränderungen besser zu verstehen. Darüber hinaus erhalten sie Anregungen dafür, wie sie mit Hilfe der Reiki-Kraft die Möglichkeit besitzen, die Beschwerden gezielt zu beeinflussen.

Mache dir, bevor du weiterliest, erst noch einmal bewußt, daß Schwangerschaft trotz der zahlreichen Veränderungen ein ganz natürlicher Prozeß ist. Es wäre falsch, bestimmte Erscheinungen als »Krankheit« einzustufen. Dennoch mögen ein paar Vorschläge zur Interpretation erlaubt sein, verbunden mit der Anregung, darüber nachzudenken, was dir das eine oder andere Problem wohl sagen könnte. Vielleicht helfen dir die Hinweise auf mögliche Hintergründe dabei, dich noch besser kennenzulernen und mehr auch über unbewußte Anteile in dir zu erfahren. Die Reihenfolge der Auflistung stellt keine Wertung dar, sondern ist alphabetisch geordnet, um das Nachschlagen zu erleichtern.

Blasenprobleme

Je länger die Schwangerschaft dauert, um so stärker wird der Druck der Gebärmutter auf die Blase. Sicher kann es lästig werden, aufgrund dauernden Harndrangs so oft auf die Toilette gehen zu müssen, doch nimm es einfach als natürlich hin. Es handelt sich in erster Linie um einen leicht erklärbaren, physischen Vorgang. Schmerzt jedoch der Unterleib und kommt es beim Wasserlassen zusätzlich zu einem Brennen, so könnte es sich um eine Harnwegsinfektion oder um eine Blasenentzündung handeln. Die Blase hat die Funktion, die von den Nieren ausgefilterten Stoffe zu sammeln und dann auf einen bestimmten Impuls hin loszulassen. Ursache für eine Blasenentzündung ist meist eine Unterkühlung. Jedoch kann es manchmal sein, daß auch die Psyche eine Rolle mitspielt. Beispielsweise dann, wenn du nicht in der Lage bist, etwas loszulassen, und dich damit selbst unter Druck setzt. Überlege einmal, ob es nicht längst überholte Themen und liebgewordene Eigenarten gibt, die du über Bord werfen könntest.

Behandlung

Willst du mit Reiki auf die Blase beziehungsweise allgemein auf Unterleibsprobleme einwirken, so behandle eingangs für einige Minuten den hinteren Teil des Kopfes und anschließend das Steißbein. Zentrale Bedeutung hat die Behandlung des Unterleibes und auch der Leistenbeuge. Die wohltuende Wärme wird hier zu rascher Linderung der Schmerzen führen. Beende die Behandlung, indem du die Hände etwas oberhalb der Kniescheibe auf die angrenzende Oberschenkelpartie legst, so daß sich von hier aus die Energie auf ihrem eigenen Weg abschließend in deinem ganzen Körper verteilt.

Bluthochdruck

Hypertonie, Blutdruckwerte also, die über 140/90 liegen, sind dann ernstzunehmen, wenn zusätzlich Einweißausscheidungen im Urin und Ödeme (Wasseransammlungen im Gewebe) auftreten. In diesem Falle könnte es sich um das Vorliegen einer EPH-Gestose handeln – einer Stoffwechselstörung, die vermutlich in erster Linie durch Mangel- oder Fehlernährung ausgelöst wird. Auch Streß kann als Ursache für eine derartige Erkrankung nicht ausgeschlossen werden, da er sich auf Eßgewohnheiten, Blutdruck und Hormonhaushalt auswirkt. Das Zusammentreffen der drei Symptome erfordert eine rasche Entscheidung des behandelnden Arztes, da aufgrund einer Unterversorgung das Risiko einer Frühgeburt steigt. Auch spätere gesundheitliche Beeinträchtigungen der Kinder sind nicht auszuschließen. Unter anderem können Störungen im Bewegungsapparat, der Fein- oder Grobmotorik, aber auch Hyperaktivität, Legasthenie sowie Lern- und Konzentrationsstörungen mit einer EPH-Gestose in Zusammenhang gebracht werden.

Bluthochdruck kann nicht nur körperlich, sondern auch seelisch bedingt sein. Zum Beispiel dann, wenn du »immer unter Dampf« stehst. Wenn du viel auf der körperlichen Ebene machst, viel agierst und dabei die Ebene deiner Gefühle vergißt. Vielleicht bist du auch gerade deshalb so aktiv, um die andere Ebene nicht wahrzunehmen. So schwelt ständig etwas in dir, was auch herausgelassen werden möchte und sich als Bluthochdruck in Erinnerung ruft.

Behandlung

Für Menschen, die in die Reiki-Kraft eingeweiht werden, tut sich schon im Verlaufe des Seminars und auch anschließend sehr viel. Sie werden offener und beginnen, sich selbst bewußter zu spüren. Insofern kann die Einweihung sich gerade auf erhöhten inneren Druck sehr positiv auswirken. Willst du darüber hinaus das Problem über deine Hände behandeln, so lege die Hände für jeweils fünf Minuten erst auf den Bereich um den Hals herum, dann auf deine Leber (unter dem Rippenbogen auf der rechten Körperseite) und schließlich auf deine Nierengegend.

Depressive Verstimmungen

Häufig kommt es im Verlauf einer Schwangerschaft zu seelischen Belastungen, die einerseits durch hormonelle Veränderungen, andererseits durch die Einflüsse des Umfelds ausgelöst werden. Oft bist du jetzt dünnhäutiger und emotional labiler, so daß dich Ratschläge anderer Menschen eher verunsichern als daß sie dir helfen. Da du ja das Beste für dein Kind willst, versuchst du meistenteils, allem gerecht zu werden. Du »saugst« begierig erst einmal alle Informationen auf, bis du merkst, daß du damit überfordert bist, alles umzusetzen. Gleichzeitig hast du dich langsam von dir entfernt, bist leichter zu beeinflussen und spürst kaum noch selbst, was für dich richtig ist. Irgendwann wird dir womöglich alles zuviel. Du willst nichts mehr hören und niemanden mehr sehen. Möglicherweise kommen noch Selbstvorwürfe und Schuldgefühle hinzu, den Anforderungen nicht gerecht zu werden. Du erlebst, wie bereit du bist, Verantwortung auf andere zu übertragen. Du ziehst dich zurück und willst niemanden mehr an dich heranlassen. Womöglich wünschst du dir sogar, dein Baby loszuwerden und mit allem noch einmal von vorn anzufangen.

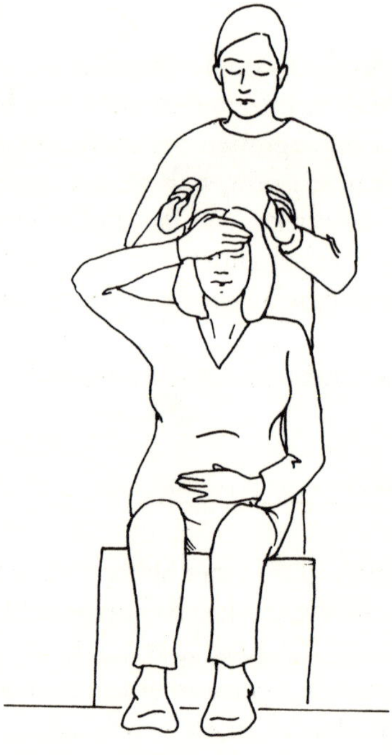

Um einer Depression vorzubeugen, mache dir rechtzeitig bewußt, welche Mechanismen und Dynamik im Kontext einer Schwangerschaft auftreten können. Dies wird dir helfen, dich besser auf deine innere Stimme und auf das, was dir dein Körper sagt. Eine Person, der du wirklich vertraust, auf die du wirklich bereit bist zu hören, ist wichtiger als viele Freunde und Verwandte, die es »mit dir gut meinen«.

Behandlung

Möchtest du Reiki einsetzen, um die depressiven Impulse zu verringern, so lege an mehreren aufeinanderfolgenden Tagen eine Hand auf den Solar Plexus (das ist die Stelle unterhalb des Brustbeins) und die andere quer auf die Stirn. Hierdurch lädtst du das Zentrum deiner Ich-Stärke und Selbstbehauptung sowie das Zentrum deiner Intuition mit universeller Energie auf.

Diese spezielle Behandlungsform hilft dir dabei, den Einfluß des traurig-hilflosen Bereiches in dir abzuschwächen, um so deinen persönlichen Weg durch die Schwangerschaft zu finden.

Möchte dich dein Partner zusätzlich mit Reiki unterstützen? Dann kann er seine Hände mit wenigen Zentimetern Abstand an beiden Seiten deines Kopfes halten und Energie auf Höhe der Schläfen einströmen lassen.

Fieber

Fieber ist keine typische Nebenerscheinung bei Schwangerschaften, sollte jedoch ernstgenommen werden. Da jede Infektion eine Person schwächt, solltest du nach Möglichkeit die Situationen meiden, in denen die Gefahr einer Ansteckung offensichtlich ist. Zum einen deshalb, weil Krankheitserreger wie Viren, Bakterien und Toxine sowohl deinen als auch den Körper deines Kindes schwächen, zum anderen, weil sich Medikamente oft schädlich auf ein Ungeborenes auswirken können. Solltest du trotz Vorsicht häufig zu Fieber neigen, so frage dich, ob es in dir eventuell angestauten Ärger gibt, den du bisher nicht ausgedrückt hast und der sich nun auf der körperlichen Ebene äußert. Vielleicht gibt es in deinem Leben Bereiche, zu denen du nicht stehst und die du eigentlich ablehnst, mit denen du dich aber dennoch zähneknirschend arrangiert hast. Oft steht auf geistiger Ebene eine Entscheidung an, wenn sich Fieber überraschend einstellt. Du solltest sie treffen, um zu verhindern, daß blockierte Impulse sich auf die körperliche Ebene in Form »brennender Energien« verlagern.

Behandlung

Reiki kann dir bei Fieber helfen, wenn du insbesondere die Positionen am Kopf (Schläfen, Wangen, Augen, Hinterkopf) und den Hals sowie die Handgelenke und Ellenbogen behandelst. Sollte dir bei den Behandlungen bewußt werden, welche Entscheidung für dich möglicherweise ansteht und warum du sie bisher aufgeschoben hattest, so kannst du über den II. Grad psychische Energie auf eine positive Lösung des Problems lenken.

Gewichtszunahme

Eine Gewichtszunahme, die spätestens mit dem Ende des dritten Monats einsetzt und zum Ende der Schwangerschaft zwischen sieben und etwa 25 Kilogramm liegt, ist immer noch als normal zu bezeichnen. Dieses mehr an Gewicht wird durch Baby, Plazenta, Fruchtwasser, Gebärmutter, Brüste und vergrößerte Blutmenge herbeigeführt. Es kommt auch zu einer leichten Wasseransammlung im Gewebe. Der Körper braucht die zusätzliche Flüssigkeit für das sich vergrößernde Blutvolumen und für die Milchproduktion. Solange Körpergewicht und -umfang langsam und kontinuierlich wachsen, brauchst du dir keine Gedanken zu machen. Achtsam werden solltest du jedoch, wenn es zu einer rapiden unerklärlichen Gewichtszunahme kommt. Oft liegt dieser Gewichtszunahme dann eine krankhafte Wasseransammlung zugrunde, die durch eine zu geringe Proteinernährung (Haferflocken, Vollkornbrot, Kerne, Gemüse, Obst), durch mangelhafte Nierentätigkeit oder auch durch Krankheiten verursacht wird, wodurch sich die Flüssigkeit sowohl im Blut wie auch im Gewebe anreichert. Sollten noch geschwollene Beine, Bluthochdruck und vermehrte Einweißausscheidungen im Urin hinzukommen, so kann das möglicherweise auf eine Minderfunktion des Mutterkuchens zurückgeführt werden. In diesem Fall sollte immer ein Arzt aufgesucht werden.

Grundsätzlich gilt, daß sich die Gewichtszunahme harmonisch der Entwicklung des Kindes anpassen sollte. Es sollte nicht zuviel Gewicht deinen Körper belasten, du solltest aber auch nur in begründeten Fällen eine Diät nach Weisung eines Arztes durchführen. Iß ganz normal alles, was dir schmeckt, und vertraue darauf, daß sich das innere Gleichgewicht immer wieder von neuem einpendelt. Solltest du bemerken, daß du immer weniger in deiner Mitte bist, so nimm dir täglich Zeit zum Abschalten, Entspannen und Meditieren. Du kannst diese Momente mit Reiki unterstützen, indem du deine Hände einfach auf den unteren Teil des Bauches legst.

Hämorrhoiden

Durch vermehrte Produktion des Hormons Progesteron, welches eine Gefäßerweiterung bewirkt, sowie durch den Druck, den die vergrößerte Gebärmutter auf den Unterleib, Därme und Adern im Beckenboden ausübt, kann es zur Bildung von Hämorrhoiden kommen. Hierbei handelt es sich um unangenehme Krampfadern im Bereich des Afters oder im Dickdarm, die häufig von Juckreiz und Schmerzen begleitet werden. Erbliche Veranlagung wie auch falsche und einseitige Ernährung werden meistens als Erklärung hierfür angenommen. Falls du dich zusätzlich nach Gründen auf der unbewußten Ebene fragst, so überlege einmal, was dich belastet, von dem du jedoch nicht ablassen willst oder kannst. Oft können Hämorrhoiden als Botschaft verstanden werden, sich leicht und schnell von dem zu lösen, was man im Leben nicht mehr braucht.

Die Behandlung mit der Reiki-Energie kann den Prozeß des Loslösens und der Heilung unterstützen. Behandle die Stelle lokal. Laß darüberhinaus die universelle Kraft an mehreren Positionen jeweils für einige Minuten einströmen. Nimm dir in diesem speziellen Falle zum Abschluß der Behandlung noch die beiden Fußsohlen im Hackenbereich vor.

Wenn du über den II. Grad verfügst, so kannst du auch über Fern-Reiki Einfluß ausüben: Nimm hierfür mental Kontakt mit der Stelle auf, an der sich die Hämorrhoiden befinden. Das heißt, du stellst dir bildhaft bei geschlossenen Augen den Bereich deines Afters vor. Beginne nun über die Fernreiki-Technik, dorthin heilende Energie zu schicken. Nach kurzer Zeit wirst du spüren, ob die Energie ankommt. Wende die Methode so lange an, bis du merkst, daß keine Energie mehr aus deinen Händen fließt. Erst dann beende diese Reiki-Sitzung. Es kann sein, daß eine derartige Behandlung bis zu einer Stunde dauert. An den nächsten Tagen solltest du genauso verfahren, um den Bereich der Beschwerden wirklich zu sanieren.

Hautveränderungen

Oft wirkt eine Schwangerschaft für die Haut wie eine Gesundheitskur. Manchmal können jedoch auch Pigmentflecken oder eine braune Linie vom Nabel abwärts unangenehme Begleiterscheinungen einer Schwangerschaft sein. Diese Hautveränderungen verschwinden in der Regel nach dem Ende der Schwangerschaft schnell wieder. Ganzheitlich betrachtet, mögen sie dir vielleicht aber auch etwas verdeutlichen wollen. Da die Haut das Organ ist, das unseren Körper umgibt, über das wir aber auch mit unserer Umwelt in Berührung stehen, symbolisiert es den Bereich von Kontaktaufnahme und Abgrenzung. Sollte sich deine Haut im Verlauf der Schwangerschaft verändern, so kann dir dies möglicherweise helfen, dich in dieser Zeit besser zu schützen und abzugrenzen. Die Flecken können demzufolge als sichtbare Aufforderung an die Umwelt verstanden werden: »Laß mich im Moment in Ruhe!« Etwas, was du als Schwangere womöglich gar nicht so klar sagen würdest. Vielleicht solltest du aber auch lernen, manchmal konsequent »nein« zu sagen, wenn du etwas nicht möchtest. Die Botschaft dieser Flecken sollte von den Außenstehenden akzeptiert werden.

Behandlung

Bei der Behandlung kommt es in erster Linie darauf an, dir einen besseren Ich-Schutz und eine bessere Abgrenzung aufzubauen. Das kann konkret zum Beispiel so aussehen, daß du dir täglich die innere Botschaft vor Augen hältst: »Ich bin sicher und geschützt. Ich vergebe den anderen und ich vergebe mir selbst. Ich darf selbstbewußt auf meinem Weg voranschreiten.«

Zusätzlich kannst du über den II. Grad auf die psychische Ebene positiv Einfluß nehmen, indem du deine Aura stabilisierst und Energie auf den Bereich schickst, an dem du dich oft emotional verletzt fühlst (als Aura wird die unsichtbare Energiehülle bezeichnet, die den Körper umgibt und durchdringt). Verwende dazu neben der Fern-Reiki-Technik das Symbol zur Harmonisierung und laß mental auf das Feld, welches dich unsichtbar umgibt, Energie strömen. Solltest du so etwas wie Leere spüren, so lenke dein Bewußtsein ganz besonders auf diese Stelle und heile sie durch Reiki-Energie.

Krampfadern

Um Krampfadern in der Schwangerschaft vorzubeugen, solltest du deine Beine nicht durch überlanges Stehen unnötig belasten.

Denn unter dem Einfluß der Schwangerschaft sinkt der haltgebende Einfluß von Muskeln und Bindegewebe. Aus diesem Grund kann es dazu kommen, daß insbesondere die Venen elastischer werden und dem Druck der vermehrten Blutmenge nachgeben. Aus diesem Grund ist es hilfreich, die Beine hin und wieder hochzulegen und in schweren Fällen ist es sicher sinnvoll, Stützstrümpfe zu tragen. Krampfadern können aber auch ein Anzeichen dafür sein, daß du überfordert oder überarbeitet bist. Dadurch sinkt deine körpereigene Schwingung und nimmt dir Elastizität und inneren Halt. Hierüber bist du vielleicht wütend und entmutigt zugleich. Um den negativen Einfluß zu verringern, solltest du versuchen, wieder in den harmonischen Fluß des Lebens zu kommen und dich freier zu entfalten. Willst du mit Reiki Krampfadern entgegenwirken oder bereits vorhandene behandeln, gibt es hierfür eine recht effektive Methode.

Behandlung

Bei dieser Übung ist die Hilfe einer anderen Person, die mit der Reiki-Kraft arbeiten kann, ratsam. Während du auf dem Bauch liegst, legt der/die Behandler/in eine Hand auf die Ferse und die andere auf die Gegend des Steißbeins. Nach etwa drei Minuten legt er/sie die Hand von der einen Ferse auf die andere. Diese Wechselbehandlung sollte mindestens dreimal wiederholt werden, um das Gewebe zu stärken und die Blutzirkulation zu erleichtern. Schließe die Behandlung ab, indem du dir die Blutbahnen im Bein vorstellst und dann beide Hände nebeneinander über den rechten Fuß hältst. Anschließend bewegst du ganz langsam und bewußt die Hände einen Zentimeter nach dem anderen aufwärts. Dabei visualisierst du, wie du das Blut von den Fersen aus in Richtung Steißbein hochstreichst. Auch diesen Teil der Behandlung führst du mindestens dreimal durch, bevor du auf die gleiche Weise beim linken Bein verfährst.

Sofern du mit dem Ergebnis dieser Behandlung noch nicht

zufrieden bist, kannst du nach möglichen Blockaden suchen. Oft wirst du sie gerade zur Zeit einer Schwangerschaft im Bereich des Beckens ausmachen. Spüre sie mit Hilfe des Reiki-Strahls auf und beginne dann, die Stelle durch die Mental-Technik mit positiver Energie aufzuladen. Hierdurch ziehst du ihren negativen Einfluß ab, um einen freien Fluß der Lebenskraft zu gewährleisten.

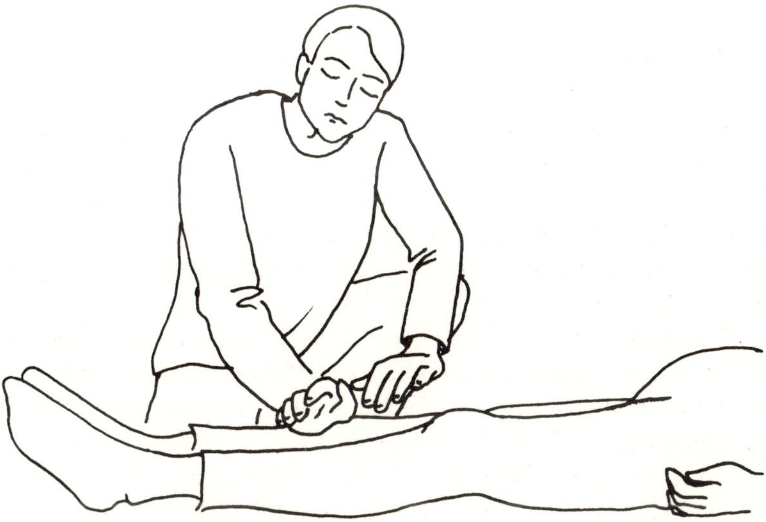

Kurzatmigkeit

Zweimal kann es für einige Zeit zu Atemnot kommen, die dich zwingt, alles langsamer anzugehen. In der Frühschwangerschaft liegt die Ursache für Kurzatmigkeit oft in der Hormonumstellung. Ab der 30. Woche eher daran, daß sich die Gebärmutter so ausgeweitet hat, daß sie auf die Lunge drückt. Hinzu kommt das zusätzliche Gewicht, das sich ebenfalls auf die Kondition auswirkt. Hier helfen in erster Linie immer wieder kleinere Verschnaufpausen sowie aufrechtes Sitzen und Stützen im Bett beim Schlafen. Sollte es dir trotz dieser Hilfsmaßnahmen schwerfallen, genügend Luft zu bekommen, kann die Ursache dafür auch im seelischen Bereich liegen. Es kann sein, daß dir etwas aus dem Alltagsgeschehen »den Atem verschlägt« oder »die Luft zum Atmen nimmt«.

Behandlung

Behandle jeden Morgen noch vor dem Aufstehen dein Gesicht (inklusive der Nase) und deine Lungen. Zum Abschluß solltest du deine Hände übereinander auf dein Herz legen. Wiederhole die Behandlung immer dann, wenn eine anstrengende Tätigkeit, die dich kurzatmig werden lassen könnte, vor dir liegt, oder wenn du ein beklemmendes Gefühl verspürst.

Der II. Grad bietet neben der Möglichkeit, die psychischen Hintergründe der Kurzatmigkeit zu beheben oder zumindest zu verringern, die Arbeit mit der Reiki-Dusche. Hierzu kannst du über die Mental-Technik Energie dort deponieren, wo du sie eine gewisse Zeit später benötigst. Konkret heißt das: du stimmst dich in die Reiki-Kraft ein, verwendest das Symbol für Fern-Reiki und läßt Energie in die Zukunft strömen, hin zu Situationen, die dir heute, morgen oder in der kommenden Zeit schwerfallen könnten (fürs Treppensteigen, Fahrradfahren, Einkaufen gehen ...). Die Verwendung des Energie-Aktivators trägt dazu bei, in kurzer Zeit sehr viel Energie an einem Ort für die Reiki-Dusche bereitzustellen. »Dusche« deshalb, da sich die Energie wie von selbst über dich »ergießen« wird, wenn du dich dem Ort oder der Situation näherst. Kommst du dann in die konkrete Situation, so wirst du spüren, daß dir Anstrengungen oder feste Abläufe leichter fallen. Vielleicht merkst du sogar, wie sich die zuvor deponierte Reiki-Menge in deinem Körper ausbreitet. Allerdings solltest du mit Hilfe dieser Technik nicht dein Tagespensum über Gebühr steigern, sondern solltest Reiki lediglich als Unterstützung für Abläufe nutzen, die dir sonst mehr Probleme bereitet hätten.

Die Reiki-Kraft wird dir helfen, dich insgesamt lebensfroher und energiereicher zu machen, so daß das Problem der Atemnot nur noch eine untergeordnete Rolle spielen wird.

Müdigkeit

Antriebsarmut und Müdigkeit sind eine Erscheinung, unter der heutzutage immer mehr Menschen zu leiden beginnen. Das Leben hat inzwischen in den Industrieländern ein solches Tempo erreicht, daß wir es uns kaum noch leisten können, einmal auszuruhen. Wir verfahren nach dem Motto: »Wer rastet, der rostet«. Dennoch sind wir innerlich fertig und ausgepowert. Gerade aber eine Schwangerschaft zwingt dich, innezuhalten und dein normales Tempo herunterzuschrauben. Diese Umstellung ist für manch eine Schwangere gar nicht so einfach. Es kann aber auch sein, daß du dich durch entstehende Müdigkeit wie gehemmt oder krank fühlst. Du solltest dagegen nicht ankämpfen, sondern versuchen, diesen Zustand zu genießen. Er hilft dir dabei, deinen Körper zu regenerieren und zu erneuern. Es ist ein sehr schönes Gefühl, die Phasen der Müdigkeit für Tagträume oder zur Wahrnehmung deines Babys im Bauch zu nutzen. Gehe also ganz bewußt in die Ruhe hinein, nach der dein Körper verlangt.

Behandlung

Gib dir in den Ruhephasen möglichst Ganzkörperbehandlungen durch das Auflegen deiner Hände und sammle neue Kraft. Dazu beginnst du am Kopf und gehst von da aus Position für Position am Körper hinunter. Sollte es dir Probleme bereiten, bis an die

Füße heranzureichen, so laß sie weg beziehungsweise behandle sie, wenn du über den II. Reiki-Grad verfügst, mental. An jeder Position sollten die Hände eine Weile verbleiben.

Bereitet dir das Aushalten der Ruhe Probleme? Dann kannst du über den II. Grad den Bereich innerer Unruhe und Rastlosigkeit mit Energie versorgen. Hierdurch erreichst du gleich zwei Effekte: zum einen löst du innere Spannungszustände, die dich zur Rastlosigkeit treiben, auf, und zum anderen gibst du dich gleichzeitig schon dabei dem Gefühl der Müdigkeit und Regeneration hin und akzeptierst deinen Zustand so wie er ist.

Nierenprobleme

Die Hauptfunktion der Nieren besteht in der Reinigung des Blutes. Da diese mehr im hinteren Bereich des Körpers zu finden sind, werden sie von der Ausdehnung des wachsenden Babys weniger beeinträchtigt als andere Organe. Solltest du jedoch erhöhte Körpertemperatur und Kreuzschmerzen bekommen, so könnte es sich um eine Nierenbeckenentzündung handeln. Gerade auch dann, wenn Übelkeit sowie eine gewisse Druckempfindlichkeit hinzukommen. In solchen Fällen sollte natürlich der Arzt aufgesucht werden. Betrachtet man Nierenprobleme eher von der psychischen Seite, so haben Nieren oft mit dem Bereich der Partnerschaft zu tun. Es kann um aktuelle schwelende Konflikte auf der zwischenmenschlichen Ebene gehen, aber auch darum, was der/die Partner/in in mir an Empfindungen auslöst. Oft spiegelt mir mein Gegenüber gerade meine Schattenseiten, die ich nicht wahrnehmen möchte. Du solltest Probleme mit den Nieren als Anlaß nehmen, dir über den Bereich deiner Beziehungen zu anderen bewußt zu werden.

Behandlung

Zur Behandlung werden in schweren Fällen Antibiotika verschrieben, in leichteren Fällen helfen Tees und eine Wärmflasche auf den schmerzenden Körperstellen. Mit Reiki kannst du den Heilungsprozeß beschleunigen, indem du lokal die schmerzenden Stellen behandelst. Du kannst mit der Technik des II. Grades die Lösung des möglichen Konfliktes auf seelischer Ebene ergänzen. Dafür schicke Reiki auf diejenigen Beziehungen, durch die du dich im Moment blockiert fühlst. Nutze das Symbol zum Blockadenbrechen und zum Harmonisieren so lange, bis sich eine Besserung der Beschwerden einstellt. Höre nicht vorzeitig auf, selbst wenn es in manchen Bereichen fast zu einer Erstverschlimmerung kommt. Gelöste Konflikte, gerade im zwischenmenschlichen Bereich, verhelfen dir zu mehr innerer Freiheit und du kannst deine Energie gelöster einsetzen.

Rückenschmerzen

Kreuz- oder Rückenschmerzen werden oft mit einer falschen oder schlechten Körperhaltung in Verbindung gebracht. In der Schwangerschaft werden Schmerzen in dieser Gegend zusätzlich damit begründet, daß das Gewicht von Baby und Bauch den Körper nach vorn zieht. Hierdurch wächst die Belastung der Wirbelsäule an. Sollten die Schmerzen trotz verbesserter Körperhaltung und trotz des Verzichts auf das Heben schwerer Dinge anhalten, so kann Schwangerschafts-Yoga helfen. Eventuell macht es aber auch mal Sinn, darüber nachzudenken, ob du im psychischen oder sozialen Bereich an einer Überlastung leidest, die du am liebsten gar nicht wahrnehmen möchtest. Der Rücken ist dafür verantwortlich, in welcher Körperhaltung du durchs Leben gehst. Ob aufrecht oder gekrümmt, ob guten Mutes oder belastet. Für viele Frauen sind Rückenschmerzen eine »normale Nebenerscheinung«. Und dennoch empfehle ich zu überlegen, warum andere ohne diese Schmerzen die neuneinhalb Monate durchleben. Und sollten bei dir gerade jetzt Schmerzen auftreten, so mag es hilfreich sein, wenn du dir bewußt machst, was sich im Moment um dich herum abspielt. Oft findest du im Alltagsprozeß Auslöser, die du beeinflussen kannst.

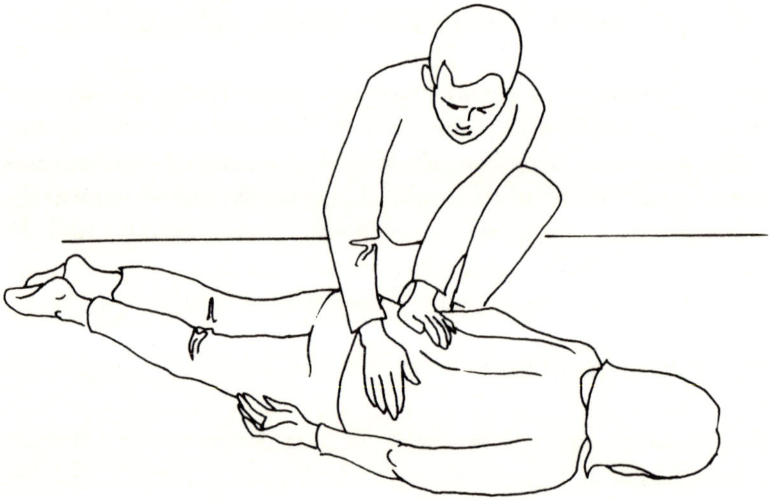

Behandlung

Ähnlich wie bei Nierenbeschwerden kannst du deinem Körper lokal Reiki zuführen. Angenehmer ist es natürlich gerade am Rücken, wenn dich jemand anderes behandelt. Auch hier gilt jetzt insbesondere für deinen Partner: behandle deine Partnerin regelmäßig mit Reiki und stärke ihr nicht nur energetisch, sondern auch emotional den Rücken. Der II. Grad bietet dir grundsätzlich die Möglichkeit, Reiki-Energie auf die auslösende Situation sowie auf die Ursachen der Beschwerden zu schicken. Du kannst dir aber auch bei der Eigenbehandlung das Leben leichter machen. Schicke deshalb mit Fern-Reiki auf deinen Rücken Heilenergie, ohne dir dabei die Arme »verrenken« zu müssen.

Schlafstörungen

Probleme beim Ein- und Durchschlafen sind in vielen Fällen seelisch begründet. Irgendwelche Tageserlebnisse, Sorgen oder nicht verarbeitete Prozesse werden abends wieder aktiv und melden sich bei dir mit Unruhe und innerer Anspannung zurück. Schlafstörungen im letzten Drittel der Schwangerschaft dürfen eher auf körperliche Ursachen zurückzuführen sein. Der Umfang des Bauches ist inzwischen womöglich derart angewachsen, daß nur noch das Schlafen auf der Seite durchführbar ist. Das Umdrehen erfordert eine regelrechte Kraftanstrengung, manchmal auch verbunden mit Schmerz.

Behandlung

Eine sehr hilfreiche Methode ist es, den Tag zu beenden, indem du dir beim Zubettgehen die Hände auf die Augenpartien, später dann auf die Schläfen legst. Die harmonisierende Wirkung von Reiki läßt auf diese Weise deine Gedanken zur Ruhe kommen. Wenn du gleichzeitig noch einmal mental den Tag durchdenkst und dir dabei gerade die unangenehmen Ereignisse in Form eines Tagtraumes noch einmal anschaust, bewirkst du damit eine gute Verarbeitung aller Geschehnisse und Sorgen. Seelisch bedingte Schlafprobleme werden alsbald kein Thema mehr für dich sein. Wecken dich Bauch oder Baby gegen Ende der Schwangerschaft immer öfter auf, so versuche dich erst einmal zu entspannen und zu beruhigen. Lasse dafür deinen Atem tief ein- und ausströmen und lege sodann die Hände auf den unteren Bereich des Bauches.

Aus deinen Händen wird die ausströmende Reiki-Energie bis zu deinem Baby gelangen. Du fühlst dich mit ihm verbunden und weißt, daß du auf einem guten Weg bist – selbst wenn du in den kommenden Wochen immer wieder mal wachliegen solltest.

Schwellungen

Schwellungen an Beinen und Knöcheln werden durch Wasseransammlung im Gewebe hervorgerufen. Vermehrte Wasseransammlung kann leicht durch einen längeren Fingerdruck auf die betroffene Stellen erkannt werden, wenn sich die Flüssigkeit auf das umliegende Gewebe verteilt und eine Vertiefung hinterläßt.

Schwellungen sollten nicht unnötig ernstgenommen werden. Schon das Hochlegen der Beine sowie salzarme Ernährung bringen Erleichterung. Sollten Arme und Gesicht anschwellen und es darüber hinaus zu Sehstörungen oder Kopfschmerzen kommen, so sollte der Arzt aufgesucht werden.

Behandlung

Schmerzen, die durch das Anschwellen hervorgerufen werden, kannst du natürlich durch Reiki-Anwendungen lindern. Lege dir dafür die Hände auf die betroffenen Stellen und laß einige Minuten die Energie einwirken. Behandle zusätzlich deine Nieren, um diese zu aktivieren. Denn manchmal können Wasseransammlungen auch durch eine Unterfunktion der Nieren bedingt sein. Ansonsten gilt, daß sich im Normalfall in absehbarer Zeit dieses Problem von selbst erledigt.

Sodbrennen

Das Baby schiebt durch seine Größe bei fortgeschrittener Schwangerschaft den Magen nach oben, so daß stellenweise Magensäure bis in die Speiseröhre gedrückt wird. Um dem unangenehmen brennenden Schmerz unterhalb des Brustbeines vorzubeugen, sollten mehrere kleinere Mahlzeiten gegessen werden. Reiki-Anwendungen auf Magen und das untere Ende der Speiseröhre, aber auch auf den Hinterkopf sind zu empfehlen. Manchmal stecken hinter dem Sodbrennen jedoch auch andere Gründe. Zum Beispiel dann, wenn du viele Dinge im Leben einfach »runterschluckst«, ohne sie zu verdauen. Gerade bezogen auf Ärger ist dieser Prozeß immer wieder zu beobachten. Wie oft im Verlauf eines Tages behältst du etwas in dir, was dich geärgert oder wütend gemacht hat. Du versteckst das Gefühl, anstatt es auszudrücken. Der aufgestaute Ärger manifestiert sich irgendwann als »Sauersein« beziehungsweise als Magensäure.

Überlege einmal, an was dich das unangenehme Aufstoßen erinnern will. Vielleicht will es dir sagen: »Habe keine Angst, vertraue dir und sage, was du fühlst und denkst.«

Übelkeit

In gängigen Büchern zum Thema Schwangerschaft wird das Problem von Übelkeit und Erbrechen regelmäßig auf rein körperliche Aspekte zurückgeführt (hormonelle Umstellung, Proteinunverträglichkeit, Blutzuckerspiegel, veränderte Stoffwechselprozesse und dergleichen). Auch viele Hebammen, Geburtsvorbereiter und Ärzte klammern alles andere, was nicht unmittelbar mit den körperlichen Prozessen zusammenhängt, beinahe vollständig aus. Empfohlen werden folglich körperorientierte Maßnahmen, wie zum Beispiel das Essen von Zwieback vor dem Aufstehen, Bierhefe mit Tomatensaft, vielleicht sogar eine generelle Ernährungs-

umstellung oder auch das Massieren der Eierstöcke – manchmal Yoga. Damit geht man jedoch häufig an der eigentlichen Ursache vorbei: Denn gerade Übelkeit in der Schwangerschaft kann zu mindestens 80 Prozent auf psychische oder unbewußte Faktoren zurückgeführt werden. Die Praxis zeigt, daß gerade diejenigen Frauen, die sich unbedingt ein Baby wünschen oder die sich offensichtlich über die Schwangerschaft freuen, ganz besonders von diesen unangenehmen Begleiterscheinungen geplagt werden. Innerlich paßt offensichtlich vieles nicht in das eigene, vom Wunschdenken aufrechterhaltene Selbstbild. Da gibt es Zweifel, Schuldgefühle, Wut und Unzufriedenheit. Oft regiert auch eine Traurigkeit, verbunden mit dem Gedanken, »ich werde nie wieder die alte sein ...«. Alles das wird in sich hineingefressen, jedoch nicht verdaut. Und irgend etwas wehrt sich ganz tief drinnen durch Übelkeit und auch Erbrechen. Vielleicht wird auch die Schwangerschaft an sich abgelehnt, vielleicht die neue Rolle als Mutter oder auch der sich verändernde Körper. Und nicht selten sind es Ängste, die hinter dem Thema verborgen sind.
Wenn du nicht warten willst, ob oder daß »die Zeit, die Wunden schon heilen wird«, so hast du einiges an Arbeit vor dir. Du hast jedoch auch die Möglichkeit, dich mit ganz tiefen verdrängten Anteilen auszusöhnen, wenn du dich auf die Suche nach den psychischen Ursachen für dein Problem machst. Ich meine, es ist das Wichtigste (auch schon zur Vorbereitung auf die Schwangerschaft), wenn du akzeptieren lernst, daß es manchmal eine ganz harte Arbeit ist, ein Kind zu bekommen und großzuziehen. Sprich deshalb so offen es geht gerade auch über deine »negativen« Gefühle mit deinem Partner und anderen Menschen. Vielleicht machst du auch eine Psychotherapie. Dies wird dich entlasten und die Liebe zu deinem Baby wachsen lassen. Einige Fachleute gehen davon aus, daß zyklisch immer wieder auftretendes Schwangerschaftserbrechen auch auf gestörten Beziehungen beruht. Oft wirkt es demzufolge regelrecht befreiend, dem Druck der Alltagskontakte (Partner, Mutter, Schwiegermutter, Ver-

wandte) mal für eine Weile aus dem Weg zu gehen. Wie wäre es zum Beispiel mal mit einem spontanen Kurzurlaub, mit einem schönen Wochenendseminar oder ähnlichem. Tapetenwechsel tut bestimmt gut.

Reiki harmonisiert und lenkt dein Leben. Aus diesem Grunde gehen diejenigen, die in die universelle Lebensenergie eingeweiht sind, offener und bewußter mit sich und der Palette ihrer Gefühle um. Folglich stellen sich Symptome wie Übelkeit oder Schwangerschaftserbrechen bei ihnen viel weniger ein. Willst du die Hintergründe deiner Übelkeit behandeln und dich dabei dem Bereich deiner Ängste öffnen, so sei dir die folgende Reiki-Anwendung empfohlen:

Behandlung

Setze dich gemütlich auf eine weiche Unterlage und lege das Zentrum der linken Hand auf die linke Seite deiner Stirn. Verfahre mit der rechten genauso. Bleibe einige Zeit so sitzen und laß die Energie in dich hineinströmen. Dann beginne rhythmisch mit kleinen, langsamen kreisenden Bewegungen der Hände. So, als würden sich Wellen über dein Gesicht ergießen und es erfrischen. Spürst du nun, wie Ideen oder Wünsche in dir aufsteigen und in dein Bewußtseinsfeld treten, so ist es gut so. Laß diese sich ausbreiten und mehr und mehr Gestalt oder Bildformat annehmen. Nimm genau wahr, was da alles hochkommt und sich bei dir meldet. Dies können auch Namen oder Begriffe sein. Alles das, was kommt, ist in Ordnung. Sei lediglich achtsame Beobachterin, halte nichts fest. Laß alles, was aufsteigt, auch wieder ziehen. Mit Hilfe dieser Technik übst du das »Meditative Wahrnehmen«, was dir dabei hilft, dich selbst zu erkennen.

Anschließend lege bitte noch eine Weile deine Hände auf den Bereich deines Bauches oberhalb des Bauchnabels, um diese Übung mit einem guten Gefühl für dich und das Baby zu beenden.

Verdauungsbeschwerden

Wenn der Darm träge wird, können verschiedene Ursachen daran schuld sein: die Erschlaffung der Darmwände durch vermehrte Produktion des Hormons Progesteron, Mangel an Vitamin B oder ein Zuviel an Vitamin C, aber auch eine verminderte Darmperistaltik, hervorgerufen durch den Druck der wachsenden Gebärmutter und fehlender Bewegung. Manchmal helfen Trokkenfrüchte, Müsli, frisches Obst oder getrocknete Pflaumen und Feigen. Versuche selbst, herauszufinden, welche Art von Nahrung und Bewegung dir gut tut. Sollte dein Problem mehr im Bereich des Dünndarms liegen, so wäre aus geistiger Betrachtungsweise nachzufragen, inwieweit du alle Eindrücke und auch Kritik verarbeiten kannst. Vielleicht fühlst du auch zu wenig Geborgenheit. Ist der Dickdarm die Ursache für Verdauungsbeschwerden, so deutet das eher auf eine Festhalteproblematik hin. Das Loslassen alter Ideen oder festgefahrener Muster fällt dir schwer.

Behandlung

Natürlich bietet sich bei der Behandlung dieses Problems der ganze Bereich des Bauches an. Du kannst deiner Intuition folgen und deine Hände nacheinander dorthin legen, wo es sich für dich gut anfühlt. Solltest du jedoch gezielter mit dem II. Grad arbeiten wollen, so bietet sich in einem solchem Falle die Darmsanierung an: Nimm hierzu mit Hilfe der Fernreiki-Technik Kontakt zum Darmausgang auf. Visualisiere zusätzlich vor deinem geistigen Auge den Bereich deines Afters. Dann wende das Reiki-Symbol zur Harmonisierung und zur Behebung von Blockaden an. Spüre, wie lange diese Stelle Energie anzieht, und entscheide, wann du weiter im Verdauungstrakt hochgehen willst. Nun läßt du Stück für Stück deines Dickdarms vor deinem geistigen Auge auftauchen und lenkst mit deiner Aufmerksamkeit auch die Reiki-Energie dorthin. Spüre, wo Blockaden und wo irgendwie Unordnung und Disharmonie herrschen. Verwende an diesen Stellen außerdem die Technik zur Auflösung von Blockaden, die du bei dem II. Grad-Seminar gelernt hast.

Irgendwann kommst du auf diese Weise am Dünndarm an. Hier kannst du entweder auf das gesamte »Darmknäuel« Harmonie schicken, oder du gehst in der zuvor beschriebenen Methode immer ein bißchen weiter. Verfahre genauso mit dem Magen, mit der Speiseröhre und schließlich auch mit dem Rachen- und Mundraum. Beende die Behandlung, indem du dich abschließend am ganzen Körper mit Harmonie versorgst, und hülle dich, wenn du magst, in weißes, heilendes Licht ein. Bleibe nach Abschluß dieser Reinigungsbehandlung noch eine Weile regungslos und beobachte aufmerksam das Innere deines Körpers. Spüre, ob sich vielleicht etwas verändert hat.

Führe die Behandlung möglichst eine Woche lang täglich durch, wobei du jeweils mindestens 30 Minuten dafür einplanen solltest. Trinke am Ende etwa einen halben Liter lauwarmes Wasser, um den Abtransport möglicher freigesetzter Partikel zu gewährleisten.

Mit dieser Methode verfügst du über eine sehr kraftvolle Technik, die dich möglicherweise vor der Einnahme vieler Pillen und Medikamente bewahrt.

Vorzeitige Wehen

Vorzeitige Wehen sind nicht mit Vorwehen zu verwechseln. Vorwehen leiten zum berechneten Geburtstermin die Geburt selbst ein. Sie helfen dem Ungeborenen, sich auf die nun bald folgende neue Lebenssituation vorzubereiten. Solltest du jedoch im Verlauf der Schwangerschaft noch lange vor dem angenommenen Termin starke Wehen bekommen, so ist das ein Warnzeichen, daß etwas nicht stimmt. Vielleicht wird das Ungeborene unzureichend versorgt, vielleicht hast du dich selbst in deinem Tatendrang übernommen. Lege dich in einem solchen Fall erst einmal hin und schone deinen Körper, entspanne dich und lege dir die Hände auf den Bauch. Sodann versuche mit Hilfe des Reiki-Strahls Kontakt zu deinem Baby aufzunehmen, um herauszufinden, was los sein könnte. Da durch Reiki in erster Linie Heilenergie zugeführt wird, wird sich die Situation in den meisten Fällen rasch wieder entspannen. Sollten die Wehen jedoch nicht abklingen, mußt du in jedem Fall einen Arzt oder eine Hebamme konsultieren!

Wadenkrämpfe

Sportler und Schwangere haben manchmal etwas gemeinsam: sie werden ab und zu von Wadenkrämpfen geplagt. Dabei handelt es sich um schmerzhafte Kontraktionen der Muskeln, die sich ereignen, ohne daß man sie bewußt steuern könnte. Derartige Krämpfe treten überwiegend nachts auf. Als eine mögliche Ursache wird Elektrolytmangel angenommen. Während sich bei Sportlern Spurenelemente wie Kalzium oder Magnesium durch die Bewegung im Wettkampf übermäßig stark abbauen, ist bei der werdenden Mutter das Baby im Bauch in erster Linie für den Verbrauch verantwortlich. Hinzu kommt, daß bei Schwangeren die Beinmuskulatur wenig durchblutet und vom erhöhten Gewicht zusätzlich belastet wird. Als Vorbeugung werden Brausetabletten, Elektrolytgetränke oder auch Vollmilch und Quark empfohlen.

Behandlung

Solltest du einen Wadenkrampf bekommen, während du im Bett liegst, so stelle beide Fußsohlen etwas erhöht gegen die Wand oder die Bettumrandung. Nun ziehe die Fußspitzen leicht zu dir heran und beginne, die Knie langsam immer mehr durchzudrükken, bis sie schließlich wieder gerade sind. Mache das Ganze so, daß du immer kurz unter deiner Schmerzgrenze bleibst. Sollte jemand anderes in der Nähe sein, so könnte er dir helfen. Vielleicht hast du schon mal im Sport gesehen, wie sich ein Helfer zu den Füßen hinhockt, um von da aus mit beiden Händen so kräftig wie möglich die Fußsohle des verkrampften Beines durchzudrükken und zu spannen. Durch die Dehnung von Achillessehne und Wadenmuskulatur löst sich der Krampf oft schnell auf. Aber im Gegensatz zu dem Sportler, der gleich wieder dem nächsten Ball hinterherläuft, solltest du die Waden noch eine Weile mit Reiki versorgen. Die Reiki-Energie wird die Verhärtung in der Muskulatur weitestgehend auflösen und die Waden wieder elastischer machen.

Auf eine Möglichkeit, die der II. Grad bietet, möchte ich hier noch hinweisen. Wenn du merkst, wie sich allmählich ein Wadenkrampf anbahnt, so solltest du ganz ruhig bleiben. Tue gar nichts. Nimm lediglich über den Reiki-Strahl Kontakt zu dem Bereich des Krampfes auf. Spüre, wie seine Intensität zunimmt und die Schmerzen immer größer werden. Gehe mit Hilfe von Reiki durch den Schmerz hindurch, ohne daß du irgend etwas mit dem Bein machst. Sei lediglich mit all deiner Konzentration bei dem Wadenkrampf. Nach und nach wirst du merken, wie dich Schmerz und Verspannung wieder verlassen. Du kannst freier und entspannter durchatmen und liegst am Ende ganz ruhig da. Das Loslassen des Schmerzes ist zwar der schwierigere Weg, oft führt er aber dazu, daß derartige Krämpfe in Zukunft so schnell nicht wieder auftreten werden.

Zähne/Zahnfleisch

Deinen Zähnen solltest du in der Zeit der Schwangerschaft vermehrte Aufmerksamkeit widmen. Es besteht in dieser Zeit mehr denn je die Neigung zu Karies und Zahnfleischbluten. Manchmal kommt es auch vor, daß jetzt gerade die Weisheitszähne mit Macht vordrängen und dir Schmerzen bereiten. Lange Zeit hat man die erhöhte Kariesanfälligkeit mit Kalzium-Mangel erklärt und deshalb Präparate verabreicht. Dabei wurde vergessen, welch vielfältige Regulierungsmechanismen der menschliche Körper besitzt. Deshalb sollte die einseitige Zufuhr von Kalzium-Präparaten mit Vorsicht zu behandeln sein. Sinnvoller ist da schon eine ausgewogene Ernährung. Um der Gefahr des Zahnfleischblutens vorzubeugen, welches meistenteils durch Gefäßerweiterungen ausgelöst wird, solltest du dein Zahnfleisch regelmäßig mit den Fingern massieren. Auch eine Mundddusche, besonders wenn du sie mit Kamillentee oder Salzwasser auffüllst, kann gute Dienste tun.

Solltest du dich weniger für die körperlichen, sondern mehr für die seelischen Ursachen interessieren, so sei darauf hingewiesen, daß Probleme mit dem Zahnfleisch unter anderem auf fehlende Ich-Stärke und Durchsetzungsvermögen hindeuten können. Frage dich einmal, ob du womöglich eigene Wünsche und Bedürfnisse zurückstellst, weil du Angst hast, der andere könnte sich von dir abwenden. Nimm dich mit allen deinen Emotionen ernst und äußere deine Meinung, auch wenn sie erst einmal auf Unwillen beim anderen stößt. Laß dir nicht deinen Mut und dein Selbstvertrauen nur deshalb nehmen, weil du Angst vor Liebesentzug hast.

Behandlung

Um deine Zahnprobleme zu behandeln, ist es natürlich naheliegend, den Bereich lokal mit der universellen Lebensenergie zu versorgen, indem du beide Hände seitlich der Kieferknochen legst und die Energie einströmen läßt. Zehn Minuten täglich können hier schon ausreichen. Da aber gerade das Zahnfleisch auch mit Begriffen wie Urvertrauen und Durchsetzungskraft in Verbindung steht, wäre es ratsam, mit Hilfe des II. Grades auf diese

Bereiche heilsame Energie zu schicken. Das Ziel besteht in einer stärkeren Erdung, die dir Kraft gibt, auch mal unangenehme Dinge auszusprechen. Benutze deshalb die Mental-Technik des II. Grades und schicke Energie in den Bereich deines Steißbeins. Dann gehe Zentimeter um Zentimeter mental an deiner Wirbelsäule hoch, richte sie im übertragenen Sinn Stück für Stück auf und spüre, wie sich dadurch dein Selbstvertrauen hebt. Diese Anwendung kann auch zu zweit vorgenommen werden: dann legt die andere Person zuerst die Hände auf den unteren Teil des Gesäßes, um sie nach gegebener Zeit in der beschriebenen Weise immer höher zu bewegen. Abschließen solltest du die Behandlung, indem du noch einige Zeit beim Mund verweilst.

Kapitel 6

Die Geburt

»Die Geburt des Kindes kann das große Finale der Schwangerschaft sein. Sie ist allerdings auch der Auftakt einer völlig neuen Erfahrung und eines langwierigen Lernprozesses, der niemals endet, wie alt die Kinder auch sein mögen.«
(Sheila Kitzinger)

Die Entbindung stellt den Höhepunkt und gleichzeitig das Ende der Schwangerschaft dar. Sie sollte zwischen dir, deinem Mann sowie der Hebamme gut besprochen und vorbereitet worden sein. Dennoch ist es denkbar, daß du Angst davor hast, an die Schmerzen der Wehen denkst oder an deiner eigenen Kraft zweifelst. Mache dir deshalb bewußt, daß die Geburt auch anders erfahren werden kann, als du dies im Moment vielleicht erwartest. Die Geburt kann für dich beispielsweise zu etwas werden, was du lustvoll genießen kannst und was dich tief befriedigt und prägt. Wenn du dich gut auf die Geburt einlassen kannst, mit deinem Mann über seine und deine Gefühle geredet hast und die Reiki-Energie genutzt hast, sollte der Verlauf der Geburt für dich zu einem wirklich bleibenden Erlebnis werden. Möglicherweise hilft es dir, lockerer zu bleiben, wenn du weißt, daß bis auf wenige Ausnahmen Babys auf die Welt kommen, ohne daß Hebammen oder Ärzte sie besonders unterstützen müssen. Allerdings halten sich die Babys selten an den Geburtstermin. Nur etwa fünf Prozent kommen wirklich genau zu dem errechneten Datum zur Welt. Diesen Umstand solltest du bedenken, um nicht ungeduldig oder besorgt zu werden, wenn der herbeigesehnte Tag verstreicht, ohne daß sich etwas tut. Es wird in der Regel als normal bezeichnet, wenn das Baby 14 Tage früher oder auch später kommt.

Wir leben heute in einer Zeit, in der wir es gewohnt sind, daß alles nach Plan abläuft. So mancher werdende Vater beantragt Urlaub für die Zeit des Geburtstermins und ist dann enttäuscht und vielleicht auch nervös und unzufrieden, wenn das Baby nicht kommen will. Nur – Babys lassen sich noch in keine Schablone pressen, sie kommen, wenn »ihre Zeit« da ist.

Da Spannung ein denkbar schlechter Auslöser für die Geburt ist, läßt der Körper meistens erst dann die Geburt beginnen, wenn er zur Ruhe kommt. Vielleicht erklärt das auch den Umstand, daß sehr viele Kinder nachts zur Welt kommen.

Um die Geburt zu unterstützen, kannst du als Vater deiner Frau in den letzten Tagen einige Sonderbehandlungen zukommen lassen. Beginne damit jedoch nicht zu früh, sondern erst unmittelbar vor dem errechneten Termin, da Reiki sonst womöglich die Geburtsphase zu früh einleiten würde. Reiki hilft der werdenden Mutter, sich gut zu entspannen, und fördert das Loslassen sowie die Öffnung des Muttermundes. Dem Baby übermittelt Reiki zusätzlich Energie und läßt es leichter die Ideallage finden. Insgesamt harmonisiert Reiki den Verlauf der Entbindung und läßt sie in der Regel schmerzfreier und unkomplizierter erfolgen.

Der Geburtsprozeß beginnt schon einige Tage vorher mit sogenannten Vorwehen. Diese dienen dem Zweck, den Muttermund weicher zu machen. Mit der Zeit werden die Wehen häufiger und intensiver. Aber noch besteht kein Grund, nervös zu werden. Je ungestörter du deinen Körper »arbeiten« läßt, desto entspannter und sanfter wird der gesamte Geburtsvorgang verlaufen. Fahre deshalb so lange wie möglich mit deinen Alltagsangelegenheiten fort. Erst wenn die Kontraktionen alle fünf bis zehn Minuten stattfinden oder aber wenn die Fruchtblase platzt, ist es Zeit, in die Klinik zu fahren. Oder aber du hältst alles bereit, wenn du daheim entbinden willst. Bei einer »normalen Geburt« wird sich der Muttermund immer weiter öffnen, während die Wehen nun schon etwa eine Minute anhalten. Zwischen den einzelnen Kontraktionen liegen Ruhepausen von einer bis drei Minuten. Wenn du alles so geschehen läßt, wie es sich natürlich anbahnt, dann wirst du den Vorgang am ehesten im Fluß halten. Helfen wird dir, wenn du deine Aufmerksamkeit vermehrt auf das Atmen lenkst.

In der sogenannten Übergangsphase erhöht sich die Heftigkeit der Kontraktionen weiter und oft erfolgen sie gänzlich ohne Pausen. Je besser du in dieser Phase entspannt bleiben kannst, um so geringer ist die Wahrscheinlichkeit, daß dich die Kontraktionen überrollen und dich in Panik verfallen lassen.

Die Austreibungsphase setzt ein, wenn der Muttermund vollständig geöffnet ist. Das Kind sollte sich inzwischen gedreht haben und schiebt sich jetzt mit dem Kopf durch den Muttermund. Du kannst dabei deinem Impuls nachgeben und mitpressen. Preßwehen und Anspannen der Bauchmuskeln in Richtung Scheidenausgang helfen dem Baby auf seinem Weg hin zum Licht.

Die Bedeutung des Atems

Das Ein- und Ausatmen ist ein Prozeß, der automatisch und die meiste Zeit über unbewußt abläuft. In der indischen Kultur wird das Einatmen als »Prana« bezeichnet. Dies steht für die rationelle, männliche Energie der Sonne, die deinen Körper mit Licht, Wärme und Kraft versorgt. Demgegenüber besitzt »Apana« – das Ausatmen – reinigende Funktion und wird mit Mond, Dunkelheit sowie der weiblichen Seite verbunden. Ähnlich gilt dies auch für Yin und Yang, die sich in ihrer Verschiedenheit wie die Pole eines Magneten ergänzen. Das heißt, es gibt kein Yang ohne Yin, keine Weiblichkeit ohne Männlichkeit, keinen Tod ohne Geburt und kein Ausatmen ohne das Einatmen.

Für ein ungeborenes Baby ist der lange tiefe Atem der Mutter sehr wichtig. Es wird von der Bewegung der inneren Organe massiert und bekommt sauerstoffreicheres Blut durch die Plazenta. Auch für dich selbst wirkt langes tiefes Atmen durch die Nase entspannend und streßabbauend.

Um dir bewußt zu werden, wie du normalerweise atmest, und um dich gleichzeitig für die Bedeutung des richtigen Atmens für dein Baby im Bauch sensibler zu machen, bietet sich folgende einfache Übung an:

Spüre deinen Körper, während du dich ganz bequem hinsetzt und die Augen schließt. Die Wirbelsäule sollte gerade sein. Die Schultern fallen locker und die Hände liegen auf den Knien oder auf dem Bauch. Nun entspanne dich und richte die ganze Konzentration auf deinen Atem.

Wie atmest du? Wohin fließt dein Atem? Nimm dich ganz bewußt wahr ...

Laß jetzt deinen Bauch locker und spüre, ob sich deine Bauchdecke beim Einatmen nach oben wölbt. Beim Ausatmen sollte sie wieder flacher werden. Beobachte innerlich den Atem in deinem Brustkorb sowie die Bewegung deiner Schultern.

Folge alsdann deinem Atem mit den Händen: lege sie kurz jeweils auf diejenigen Körperstellen, in denen du den Atem gerade wahrnimmst. Mache dir dabei bewußt, daß sich beim richtigen gesunden Einatmen dein Zwerchfell nach unten dehnt und daß es beim Ausatmen wieder nach oben kommt. Hierdurch drückt es die verbrauchte Luft wieder heraus.

Für die Geburt selbst ist es wichtig, daß du mit deinem Atem gut vertraut bist. Das richtige Atmen ist deshalb so bedeutsam, da es dir beim »Loslassen« helfen kann.

In der Eröffnungsphase, in der die Wehen anfangs schwach sind, dann aber intensiver werden, solltest du jede Wehe mit einem Ausatmen begleiten. Atme lang und tief, sehr konzentriert. Zum Höhepunkt der Wehe atmest du durch den Mund aus. Später bei den stärkeren Wehen, die bis zu 90 Sekunden dauern können, laß zusätzlich Töne raus. Die Vokale »A« und »O« sind hierbei gut geeignet, weil sie das Öffnen und Loslassen im Beckenbereich unterstützen.

Spüre, wo Spannungen in deinem Körper auftauchen. Laß ganz bewußt diese Spannungen mit dem Ausatmen raus und lege deine

Hände auf diesen Bereich. Dein Partner kann ebenfalls seine Hände hierhin legen, um dir Reiki zu geben. Die heilsame Reiki-Kraft wird das Auflösen von Spannungen erleichtern und dafür sorgen, daß sich die Energie wieder verteilt.

Lockere immer wieder deine Schultern und versuche, dein Gesicht zu entspannen. Spüre in dich hinein. Vielleicht bist du ärgerlich oder aggressiv. Dann laß die ganze Wut beim Ausatmen durch einen kräftigen Schrei heraus.

Spiele ein wenig mit deinem Atem, sei kreativ damit, aber bleibe immer in deiner Mitte.

Für die letzte Phase der Geburt gibt es verschiedene Atemtechniken, die du benutzen kannst. Schmetterling-Atem, Kerze-Pusten, Hundehecheln. Alle haben das Ziel, dich nur im oberen Teil des Brustkorbes atmen zu lassen, so daß kein Druck mehr von oben auf die Gebärmutter ausgeübt wird. In deinem Geburtsvorbereitungskurs wirst du bestimmt die verschiedenen Arten des Atems geübt haben.

Der flache Atem ist besonders wichtig, wenn du

1. Preßdrang spürst, aber noch nicht pressen darfst, weil der Muttermund noch nicht vollständig geöffnet ist, oder
2. wenn das Baby sanft hinausgeatmet werden soll, um den Dammbereich langsam zu dehnen. Diese Methode schützt den Damm vor Rissen und schont den Kopf des Babys.

Überhaupt läßt sich sagen, daß du bei der Geburt nicht so leicht in Panik gerätst, wenn du deinen Atem gut kennst. Durch Geburtsvorbereitung oder Schwangerschafts-Yoga lernst du Atemtechniken kennen, die du im Verlaufe der Entbindung ganz instinktiv einsetzen kannst. In Verbindung mit liebevoller Reiki-Unterstützung führt richtiges Atmen dazu, die Ankunft des Babys so harmonisch wie nur irgend möglich zu gestalten.

Unterstützung der Geburt durch Reiki

Die in Deutschland am meisten verwendete Position, ein Baby zur Welt zu bringen, ist die horizontale Geburtslage. Deshalb soll als erstes hierauf eingegangen werden: Willst du als Vater hierbei deiner Frau Reiki geben, so stellst du dich am besten neben das Bett oder die Liege. Beginne mit dem Kopf und stimme dich auf das Tempo der Geburt ein. Begleite den Prozeß der Entbindung ganz intuitiv, indem du Teil für Teil des Körpers behandelst. Als Mutter kannst du dir natürlich auch zusätzlich selbst deine Hände auflegen. Hierdurch fließt die doppelte Menge an Energie, was eurem Baby bestimmt zugute kommen wird.

Als Variante sei erwähnt, daß sich der Mann auch am Kopfende zu seiner Frau aufs Bett setzen kann. Schiebe ein Knie unter ihren Rücken und stütze ihren Oberkörper, damit deine Frau aufrecht liegen kann. Diese Lage bietet dir als Mann ein höheres Maß an Anteilnahme. Auch kannst du deine Frau bei den Preßwehen besser unterstützen.

In vielen Fällen dauert eine Geburt jedoch unnötig lange. Dies liegt neben der inneren Haltung der Mutter (Angst, Verkrampftheit, Anspannung), insbesondere an der praktizierten horizontalen Gebärhaltung. In fast allen traditionellen Kulturen wird statt dessen eine aufrechte Haltung angewendet. Dies galt auch für Europa bis zum Ende des 17. Jahrhunderts. Dann verbreitete sich, aus Frankreich kommend, die »neue Methode des Entbindens auf dem Rücken liegend«.

Inzwischen ist die horizontale Position so stark in unsere Kultur und unser Denken eingegangen, daß mehr als 90 Prozent aller Entbindungen auf diese Weise stattfinden. Ärztlichen Teams und Hebammen kommt diese Position natürlich entgegen. Denn sie können den Verlauf der Geburt bequemer beobachten und kontrollieren, wenn eine Frau auf dem Bett liegt, als wenn sie kniend auf dem Boden hockt oder ständig umhergeht. Allerdings gelingt es in dieser Lage nicht so leicht, den Beckenboden zu öffnen. Demzufolge ist es für die Babys beschwerlicher, sich Stück für Stück durch den Geburtskanal hindurchzubewegen. Es kostet mehr Zeit und meistens auch mehr Kraft, als nötig gewesen wäre.

Die Hebamme Kitchenham-Pec schreibt in ihrem Buch »Bekkenbodentraining«: »Wenn wir bei einer Geburt halb aufgerichtet im Bett sitzen oder liegen, läßt uns das kaum Bewegungsspielraum und fördert eine passive Haltung, in der wir die Dinge mehr über uns ergehen lassen als sie aktiv mitzubestimmen. Die Bauchmuskeln verspannen sich bei den Wehen, Beine und Schultern folgen. Es ist die am wenigsten vorteilhafte Position für die Frau, aber die bequemste und dominanteste für den Geburtshelfer ...«

Viele Frauen, die eine aufrechte Position für die Entbindung wählten, berichten von sehr angenehmen Erfahrungen. Deshalb sollen hier als Anregung einige aufrechte Gebärhaltungen vorgestellt werden. In allen Fällen spielt dabei der Mann eine wichtige Rolle. Denn er kann durch seine mitfühlende Anwesenheit eine wesentliche Hilfe sein. Besonders dann, wenn er über Reiki verfügt und im Verlauf der Entbindung Lebensenergie überträgt. Damit fördert er nicht nur die Ankunft des Kindes, sondern ist auch selbst mehr daran beteiligt.

Position 1

Um den natürlichen Prozeß möglichst flüssig geschehen zu lassen, solltest du dir als Frau keine bestimmte Position aufzwingen lassen. Gehe ganz nach deinem Gefühl und deiner inneren Stimme. Wenn du umhergehen möchtest, dann tue das. Auch leichte Bauchtanzbewegungen können dir helfen, locker zu bleiben. Deinem Kind erleichtern sie, die optimale Lage für die Geburt zu finden. Solange du in Bewegung bleibst, spürst du am ehesten, was für dich angenehm ist. Wenn du Halt brauchst, kann sich dein Mann hinter dich stellen, so daß du dich leicht bei ihm anlehnen kannst. Dabei kann er dir sanft seine Hände von hinten herum auf den Bau legen und Reiki übertragen. Sollten die Wehen zu schwach sein oder über längere Zeit nicht an Intensität zunehmen, so hilft Reiki direkt auf die Brustwarzen. Dies stimuliert die Produktion des Hormons Oxytocin, welches für die Kontraktionen der Gebärmutter verantwortlich ist (siehe Abbildung).

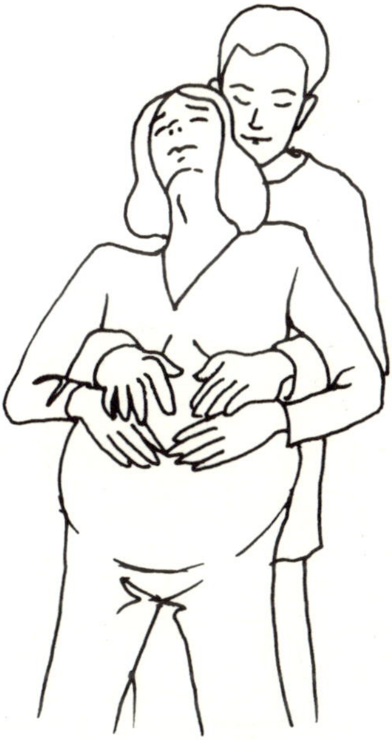

Position 2

Eine Alternative zur ersten Position besteht darin, daß sich die Frau weit vorbeugt. Dabei stützt sie sich mit ihren Ellenbogen und Unterarmen auf einer Tischfläche, einer Stuhllehne oder etwas Vergleichbarem ab.

Gerade diese Stellung wirkt entspannend und erholsam. Sie hilft, Kraft zu sammeln und den Atem etwas zu beruhigen. Auch wirkt sie möglichen Rückenschmerzen entgegen. Der Mann besitzt verschiedene Möglichkeiten, seiner Frau Zuwendung und Reiki zukommen zu lassen. Nacheinander kann er die Steißbeingegend, Becken, Nieren und auch Schultern versorgen. Die wohltuende Wirkung der Reiki-Energie löst so vom Rücken her mögliche Verkrampfungen und harmonisiert die inneren Abläufe.

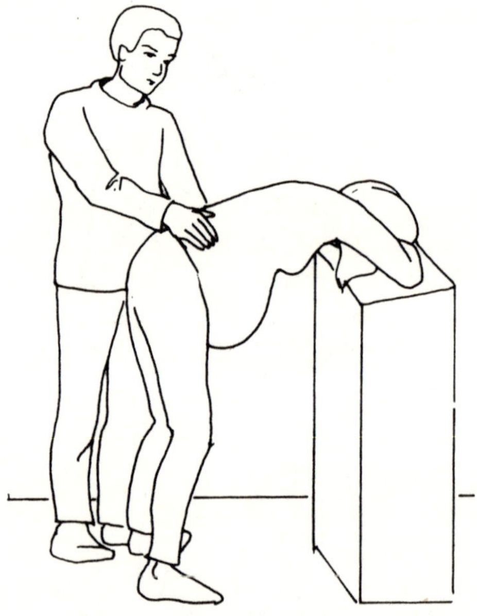

Position 3

Als Mann kannst du deiner Frau anbieten, ihr auch auf folgende Weise Reiki zu geben: du selbst kniest dich hin, während deine Frau sich wie aus der Abbildung ersichtlich, auf deine Oberschenkel setzt. Nun kannst du ihr je nach Bedürfnis deine Hände auf die Nierengegend, auf den Bauch, um das Gesäß herum oder auch auf die Schultern legen, um Energie zu übertragen. Reiki ist nicht einfach nur Energetisierung und Harmonie. Auf die beschriebene Weise angewendet, vertreibt es bei der zusätzlichen

Behandlung von Stirn und Schläfen auch ängstliche und sorgenvolle Phantasien. Denn ganz unbewußt existiert sowohl bei einer Mutter wie auch beim Kind ein gewisser Widerstand. Beide sind schon so lange untrennbar miteinander verbunden, daß die Vorstellung, sich voneinander lösen zu müssen, auch Angst auslöst. Doch letztendlich läßt sich der Fluß des Lebens nicht aufhalten. Vielmehr macht es Sinn, sich genau in diesen harmonisch einzufügen (siehe Abbildung).

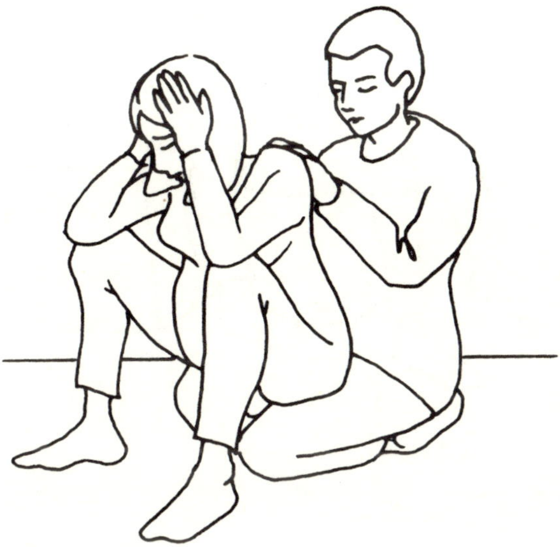

Position 4

Wenn im Entbindungszimmer ein großer Gymnastikball zur Verfügung steht, dann bietet sich auch diese Möglichkeit an: der Mann hockt sich auf die vordere Seite eines Stuhles und nimmt den großen Ball zwischen seine Schenkel. Die Frau setzt sich alsdann ganz gemütlich auf den Ball. Angenehm kann es sein, sich einfach nach hinten in die Arme des Mannes sinken zu lassen. Während er ihr mit seinem Oberkörper Halt bietet, legt er ihr seine Hände um die Taille, stützt sie und stellt über den Reiki-Strahl intensiven Kontakt zu Mutter und Kind her (siehe Abbildung).

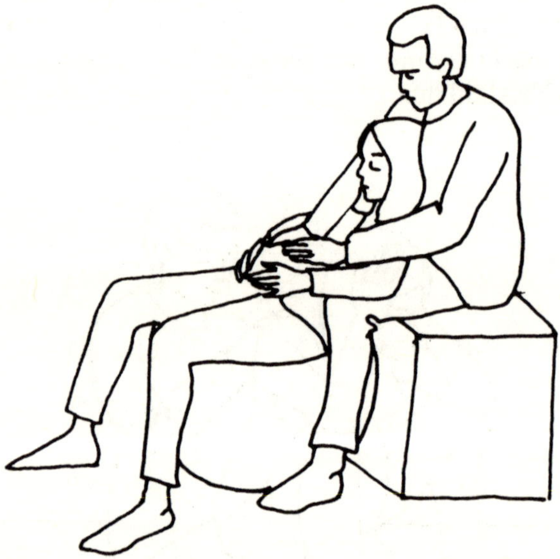

Position 5

Die vorangegangene Position ist eine gute Vorbereitung darauf, wenn du dein Kind mit Hilfe eines Gebärhockers zur Welt bringen möchtest. Hierbei handelt es sich um eine Art halbkreisförmiges Gestell, auf das du dich in der Austreibungsphase setzen kannst. Es hilft dir, während der ganzen Zeit eine aufrechte Stellung beizubehalten. Ähnlich wie bei Position 4 sitzt dein Partner hinter dir und stützt dich, während du den Gebärhocker benutzt und dich rücklings in seine Arme fallen läßt. Vorstellbar ist aber auch, daß er sich direkt hinter dich auf ein dickes Kissen kniet, um dir besonders nahe zu sein. Er ist dein Begleiter, aber er ist auch der ruhende Pol. Und er kann dir während der gesamten Endphase problemlos Reiki zukommen lassen. Mal legt er seine Hände auf deine Schläfen, um den Druck in deinem Kopf zu verringern, mal auf deine Rippen, um das Atmen zu unterstützen. Mal ermuntert er dich und mal preßt er selbst mit. Eurem Baby wird es guttun, auf diese Art und Weise unterstützt und empfangen zu werden.

Position 6

Die letzte vorgestellte Position mag etwas anstrengend sein, doch fördert sie wie keine andere den ausleitenden Druck nach unten. Im Vergleich zur liegenden hilft diese Stellung, den Beckenbodenbereich physisch gesehen bis zu zwei Zentimeter mehr zu öffnen. Außerdem unterstützt hier die natürliche Schwerkraft die Bewegung des Babykopfes in Richtung Öffnung ganz besonders und beschleunigt dadurch das Tempo in der Austreibungsphase. Wie aus der Abbildung ersichtlich, hängt sich die Frau mit ihren Achselhöhlen auf die Oberschenkel des Mannes. Bei der Reiki-Anwendung bieten sich Schultern und Kopf sowie die vordere Körperseite und die Knie an.

»Beim ersten Kind hatte ich noch keine Vorstellung über die Geburtspositionen. In der Geburtsvorbereitung wurde uns dann auch nur die klassische horizontale Lage vorgestellt. Wir lagen auf dem Rücken, winkelten die Beine in der Luft an, drückten unser Kinn zur Brust und übten das richtige Atmen beim Pressen. Als ich während der Geburt dann in dieser Position lag, fühlte ich instinktiv, daß etwas nicht stimmen konnte. Ich hatte das Gefühl, Liegen ist für mich nicht das richtige.

Nachdem es beim zweiten Kind ähnlich gelaufen war, nahm ich mir während der dritten Schwangerschaft vor, bei der Geburt ganz nach meinem Gefühl zu entscheiden. Ich hatte einiges an neuerer Literatur über Schwangerschaft und Geburt gelesen und

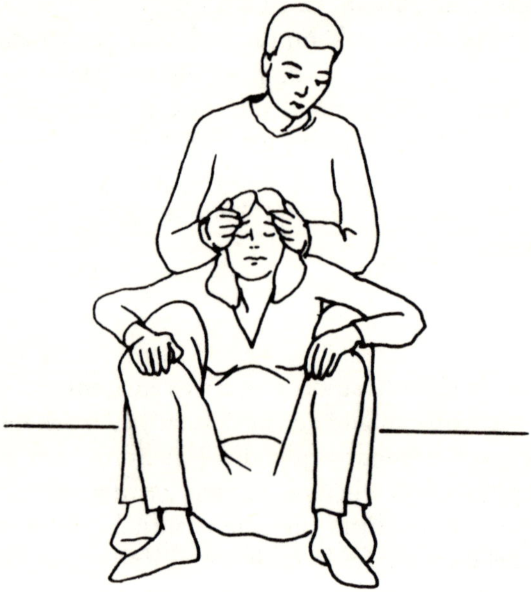

war mir sicher, daß die aufrechte Haltung meinem Körper mehr entgegenkommen würde.

Meine Vorstellung, auf dem Hocker zu entbinden, wurde allerdings nicht möglich, weil ich alleine mit der Hebamme war. Aber wir stellten das Kopfende des Bettes so hoch, daß ich eine fast aufrechte Position hatte und mein Rücken rund blieb. Diese Lage gefiel mir besser als das Liegen.

Bei der vierten Entbindung ging alles, wie ich es mir gewünscht hatte: in der Eröffnungsphase ging ich herum, während Eckart mir Reiki schickte. Ich machte Bauchtanzbewegungen und für die letzte Phase konnte ich den Gebärhocker benutzen. Ich spürte, wie gut die Hockerposition für meinen Körper war, spürte Eckarts Hände auf meinem Bauch und ließ dem Baby die Zeit, die es brauchte. Insgesamt war es eine schöne Erfahrung – auch, weil die Atmosphäre und die Art der Hebamme dieses Mal sehr gut waren.«

Rückführung zu einer Geburt

Wir betrachten als Erwachsene den Geburtsverlauf immer nur mit unseren heutigen Augen. Dabei trägt jeder von uns die Erfahrungen der eigenen Geburt in sich. Um einen Eindruck davon zu vermitteln, wie ein Neugeborenes diesen Prozeß erleben kann, möchte ich hier die Falldarstellung eines Mannes wiedergeben, der im Verlauf einer Therapie noch einmal in die Zeit seiner Geburt zurückgeführt wurde.

»*... Wo bin ich? ... Was bin ich? ... Es scheint mich zu geben. Alles ist dunkel, weich und angenehm temperiert. Wenn ich mich bewege, ist alles durchlässig. Ich werde getragen, aber es gibt auch Widerstand. Es muß da wohl so etwas wie eine Trennlinie geben. Sie erscheint mir wie schleimhautartiges Pergamentpapier. Ich kann mit dem Kopf dagegenstoßen – es beult sich ein und schiebt mich zurück. Es ist weich und elastisch und doch auch zäh und begrenzend. Ich bin in Bewegung und ich werde bewegt ...*

Es wird enger. Irgendwo taucht eine Schnur an mir auf. Ich bin im Wasser, alles dreht sich um mich herum. Haut umgibt mich von allen Seiten. Mein Körper – mehr und mehr zusammengedrückt. Woher komme ich? Es muß von irgendwo ganz weit weg her sein! Wohin soll ich gehen?

Es zieht mich weiter. Ich beginne zu stoßen. Ich will da raus! Will da durch. Irgendwie muß ich mich mit dem Kopf durch diese Haut, durch diese Wand hindurch. Mit dem Kopf nach vorn – aber da ist Widerstand, es geht nicht. Und dennoch: es geht mir gut.

Wieder dreht sich alles – fast so wie ein Strudel, wie ein Karussell. Ich bin in einer Blase, das ist jetzt klar. Ich drücke mit dem Kopf gegen die Öffnung. Da unten muß doch eine Öffnung sein! Ich drücke, ich presse – aber es ist schwer, so schwer ...

Ganz eng liegen die Arme an. Nur der Kopf drückt deshalb. Es wird enger. Kann mich kaum noch bewegen. Unangenehm, eingezwängt. Ich kann nichts dagegen tun, bin hilflos, kann mich nicht wehren, keine Bewegungsfreiheit mehr. Es muß so sein, es muß weitergehen ...

Es geht weiter, langsam weiter. Da vorn! Es tut sich eine Öffnung auf. So als würde da aus der Öffnung Wasser rausfließen. Vor mir fließt das Wasser weg! Ich werde mitgezogen, gedrückt, gequetscht. Der Kanal ist eng – trotzdem komme ich weiter. Irgend etwas bewegt mich. Will ich überhaupt? Wo ist meine Geborgenheit? Will ich überhaupt weiter? Etwa raus ...?

Ich erbebe, vibriere innerlich; so etwas wie Abschied nehmen, Loslassen, Traurigkeit durchwallt mich. Etwas unwiederbringlich verlieren, nicht mehr zurückkönnen.

Irgend etwas schiebt mich, ich stoße durch – komme langsam nach draußen. Raus ans Licht. Alles weitet sich. Nach Enge nun die Weite! Mir wird da jetzt geholfen – das ist gut für mich. Ich fühle mich erschöpft – es ist schwer – ganz schwer ...

Gut, daß mein Kopf jetzt gezogen wird. Der Leib ist noch drin. Es geht voran. Nach und nach komme ich mehr raus. Ein hartes Stück Arbeit, aber ich komme raus.

Es wird kalt – mir wird kalt. Ganz beängstigend, daß ich nicht mehr in meiner Blase bin – alles ganz neu. Es ist zu hell hier; hell und kalt. Aber ich bin trotzdem froh, endlich raus zu sein. Froh, durchgestoßen zu sein. Kalt ist mir und mich blendet es. Beides ist da. Das Gute und Schlechte. Ich bin froh, erleichtert – bin erschrocken, verängstigt.

Mir geht es doch gut, oder? Ich werde getragen, ich schreie. Und dennoch: in mir ist eine große Sehnsucht. Sehnsucht nach dem Ort, wo ich herkomme. Dann wieder: froh, jetzt hier zu sein. Draußen, endlich nicht mehr beengt. ... Alles ist so schwer an mir.

Abschied nehmen ist wichtig, Abschied nehmen von dem, wo ich herkomme. Abschied nehmen von der Geborgenheit ... Trauer! Es fällt mir schwer, zu gehen. Nie wieder zurück können ... Etwas liegt nun auf mir. Ganz glatt. Aber es wärmt mich. Abschied: es zieht mich weiter. Und doch: irgendeine Verbindung wird bleiben. Die Verbundenheit ist meine irdische Quelle. Ich bin unsichtbar mit ihr verbunden. Wo ich auch bin, sie ist ein Teil von mir. Ich bin frei und gleichzeitig verbunden.

So schmerzhaft es ist, und so schwer es auch fällt: ich muß loslassen, weitergehen, kann nicht stehenbleiben. Und doch ist es gut so.«

Das Baby sanft empfangen

»Geboren werden, das heißt, sich an das Atmen zu gewöhnen.«
(Fréderick Leboyer)

Für viele Babys stellt die Geburt leider einen Schock dar. Dies wurde in den letzten 20 Jahren in verschiedenen Psychotherapieformen herausgefunden. Der Schock, den ein Baby erlebt, wenn es aus dem schönen warmen Fruchtwasser in einen kühlen, sterilen Raum hineinschlüpft, wird vom Baby als Trauma gespeichert, welches die Psyche das ganze Leben lang beeinflußt. Aus diesem Grund solltest du dir im Vorfeld nicht nur Gedanken über den Verlauf der Geburt machen, sondern auch dazu, wie du und dein Partner euer Kind empfangen wollt. Unter dem Abschnitt »Reiki in der Endphase der Schwangerschaft« hatte ich empfohlen, ein Energie-Depot anzulegen. Dieses wird dich und dein Baby bis zu diesem Moment begleitet haben.

Nun, wo das Baby da ist, sollte gar nicht viel passieren. Du läßt dir dein Baby auf den Bauch legen, damit es deinen Herzschlag weiterhin wahrnehmen kann. Dann legst du gemeinsam mit deinem Mann die warmen Hände um das Kleine herum und läßt heilsam schützende Reiki-Energie fließen. Das Baby wird sich eingehüllt wie im Mutterleib fühlen und sich auf diese Weise ganz langsam an die neue Umgebung gewöhnen. Formt gemeinsam mit euren Händen eine Schutzhülle und laßt dann so etwas wie einen Energieball entstehen, der dem Baby Wärme und Liebe zukommen läßt. Erst dann, wenn die Nabelschnur auspulsiert ist, solltest du dich von deinem Baby abnabeln lassen. Hier hat Hektik und Eile gar nichts zu suchen. Dieser Moment ist so einzigartig, so unwiederbringlich, daß ihr ihn ohne Zeitdruck auskosten solltet, selbst wenn Geburtshelfer oder Arzt diesen »Vorgang« gern abschließen würden.

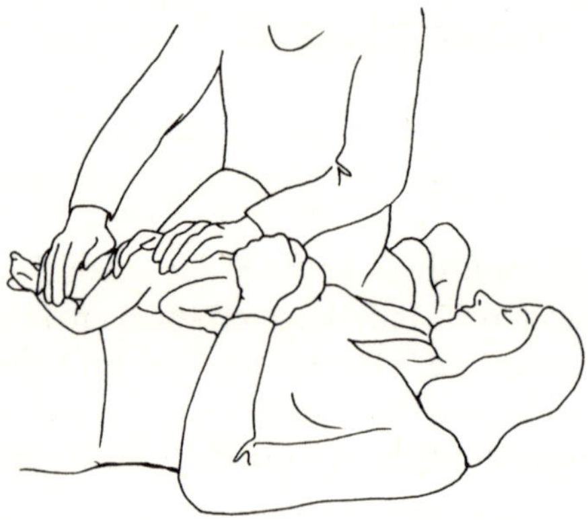

Dem Vater kommt während des ganzen Geburtsprozesses die Rolle des aktiven Unterstützers zu. Spüre, was deine Frau braucht. Stütze sie, wenn sie Hilfe braucht, und laß sie in Ruhe, wenn sie für sich sein will. Über deine Hände (gerade, wenn du den II. Grad hast) kannst du jederzeit Reiki auf deine Frau lenken. Genauso wichtig ist es jedoch auch, dem Baby Energie zuzuführen, damit es genug Kraft hat.

Zum Abschluß möchten wir die Geburt unseres dritten Sohnes aus unseren unterschiedlichen Blickwinkeln heraus beschreiben:

»Wir hatten bereits zwei Jungen, die sich gut entwickelten, als meine Frau Gabri zum dritten Mal schwanger wurde. Wir hatten für den Herbst Urlaub in Schweden gebucht und den Termin so weit nach dem Geburtstermin gelegt, daß alles eigentlich hätte klappen müssen. Nur der Termin verstrich und Nummer drei

wollte und wollte nicht kommen. Schließlich waren wir uns einig, daß ich mit den Kindern allein fahren würde. Ich hatte schon ein komisches Gefühl, Gabri allein in dieser Phase zurückzulassen, aber ich wußte, ich hatte ja Reiki. So schickte ich ihr täglich Reiki, bis mir in den Sinn kam, sie anrufen zu wollen. In der ›Wildnis‹ Schwedens war das gar nicht so einfach. Und wie es der Zufall wollte, hörte ich am Telefon, daß Gabri in der Klinik sei. Also ließ ich mich in den Kreißsaal durchstellen und konnte von ihr hören, daß gerade vor einer halben Stunde unser dritter Sohn Yeshe komplikationslos zur Welt gekommen war und daß sich meine Frau bei der Geburt sonderbar geführt und getragen vorgekommen war.« (Eckart)

»Obwohl ich seit einigen Tagen allein zuhause war, fühlte ich mich dennoch nicht isoliert. Irgendwo spürte ich eine ständige Verbindung. Am Tag, als Yeshe geboren wurde, war ich noch um 17.00 Uhr in der Stadt, um etwas zu trinken zu kaufen. Im Geschäft platzte dann beim Bücken die Fruchtblase und die Angestellten waren geschockt und besorgt. Ich rief die Hebamme an. Ich wußte, daß das Baby schon tief im Becken lag. So ging ich zu Fuß nach Hause. Ich fühlte, daß keine Gefahr bestand. Zu Hause duschte ich, machte meinen Koffer fertig und fuhr dann per Taxi zur Klinik. Ich war ganz ruhig und gelassen. Die Hebamme untersuchte mich und fand den Muttermund schon sieben Zentimeter geöffnet. Sie war überrascht, daß ich noch gar keine Wehen spürte. Nach dem CTG ging es los. Erst ging ich in die Badewanne, machte dann Bauchtanzbewegungen im Sitzen und gab mir Reiki auf den unteren Bauch.

Nach 30 Minuten und mit nur zwei Preßwehen war das Baby da. Wenige Minuten nach der Geburt rief Eckart an. Er mußte wohl gespürt haben, daß etwas passiert war. Es war ein schönes Gefühl zu wissen, daß uns trotz der Entfernung ein feinstofflicher Faden verbindet.

Yeshe war ein ganz gesundes, ruhiges und zufriedenes Baby. Was mich überrascht hat ist, wie er gleich nach der Geburt anstatt zu schreien, auf meinem Bauch lag, fast lachend. Nicht müde, nicht erschöpft oder gestreßt. Einfach im Gleichgewicht mit sich selbst und seiner neuen Welt ... Und so ist er auch heute noch.« (Gabri)

Kapitel 7

Die Zeit danach

Eine Geburt stellt Ende und gleichzeitig Neubeginn dar. Das Baby befindet sich nicht mehr im Bauch, wo es fast unbeeinflußt von dir mit allem versorgt wurde. Nun bist du für seine Ernährung, Gesundheit und Hygiene verantwortlich. Ein Neugeborenes ist zu 100 Prozent auf die Hilfe durch Erwachsene angewiesen. Dies erfordert oft eine große Umorientierung innerhalb der Tagesabläufe und bewirkt, daß vieles nicht mehr so ist, wie es zuvor war. Nimm dir aus diesem Grunde viel Zeit, um euch aneinander zu gewöhnen. Da jedes Baby anders ist, solltest du dich nicht so sehr durch Aussagen über andere Neugeborene beeinflussen lassen. Es mag zwar sein, daß ein Baby alle vier Stunden Hunger hat, gewickelt werden muß und ansonsten viel schläft – doch kann es auch ganz anders sein. Verlaß dich deshalb soweit es geht auf die Botschaften deiner inneren Stimme und zeige dem Kleinen, daß du es liebst und akzeptierst.

Wurde dein Kind zu Hause geboren, so befindest du dich in vertrauter Atmosphäre. Solltest du dagegen dein Kind in einer Klinik bekommen haben und noch einige Tage hier verbleiben, so mußt du dich dem Klinikablauf anpassen. Das ist nicht immer einfach. Allerdings kommt das beschützende Umfeld einer Klinik auch manchen Müttern entgegen, die sich anfangs unsicher und ängstlich im Umgang mit ihrem Baby fühlen. Aber in dem Bewußtsein, auch in der Folge die Hilfe einer Hebamme oder einer Stillgruppe in Anspruch nehmen zu können, kehren die meisten schon bald mit einem guten Gefühl wieder in ihre vertraute Umgebung zurück.

Allein mit dem Baby zu sein, erfordert tagtäglich viele Male, daß du auf kleinere und auch größere Probleme reagierst. Oft klappt nicht alles, wie du es gedacht oder gehofft hattest. Vielleicht trinkt dein Baby schlecht oder läßt sich nur schwer trokkenlegen. Auch lange Schreiphasen, Erkältungen oder tagelang fehlender Stuhlgang können Eltern in regelrechte Panik versetzen.

In sehr vielen Fällen wird die heilsame und ausgleichende Wirkung der Reiki-Energie eine gute Hilfe sein. Zum Beispiel, wenn ein schreiendes Baby nicht einschlafen kann, wenn es Koliken hat oder auch für dich selbst, wenn du dich erschöpft und abgespannt fühlst. Gerade kleine Kinder reagieren oft schon innerhalb kürzester Zeit sehr positiv auf Reiki und lassen sich rasch beruhigen. Selbst unter dem Einsatz von Fern-Reiki, das heißt auch ohne direkten Hautkontakt, hören Babys fast übergangslos auf zu weinen oder können weiterschlafen. Mit ein bißchen Kreativität und Einfallsreichtum wirst du unendlich viel Anwendungsbereiche für die Reiki-Kraft finden. Und bestimmt wird einem Baby der häufige Kontakt mit der universellen Lebensenergie sehr guttun.

»Anfangs war ich doch sehr skeptisch bezüglich Reiki. Machte ich mit dem I. Grad noch den Hautkontakt für einige positive Überraschungen verantwortlich, so mochte ich an die Möglichkeit der Energieübermittlung beim II. Grad nicht glauben. Irgendwann wendete ich jedoch die Technik doch einmal an. Ich lag müde und zerknirscht im Bett und flehte, der kleine Jaari möge doch endlich aufhören zu schreien. Zu müde zum Aufstehen versuchte ich es mit Fern-Reiki. Zu meiner Überraschung hörte das Weinen fast gleichzeitig auf, als ich die Energie schickte. Es setzte zwar noch einmal wieder ein, als ich die Fern-Behandlung kurz unterbrach, doch ich war restlos überzeugt, als Jaari sich sofort wieder beruhigte, als ich ihm erneut Reiki schickte. Dieser Vorgang wiederholte sich (natürlich auch mit Ausnahmen) noch viele Male.«

»Ich konnte mein Kind nicht so lange stillen, wie ich es wollte. Um trotzdem ein gutes Gewissen zu behalten, gab ich immer für einige Minuten Reiki auf die zubereitete Nahrung. Ich hielt

meine Hände ein paar Zentimeter über das Schälchen und lud das Essen hierdurch auf. Es schien meinem Sohn gut zu bekommen, denn er hatte weder Verdauungsprobleme noch andere größere Krankheiten.«

Empfehlungen für Reiki-Anwendungen

Ein Neugeborenes ist weniger zerbrechlich als es den Anschein erweckt. Deshalb ist ein allzu zaghafter und vorsichtiger Umgang damit unangebracht. Im Gegenteil: dieser kann gar zu Ängstlichkeit und Unsicherheit beim Kind führen. Denn es spürt, ob du in der Lage bist, Verantwortung zu übernehmen oder nicht. Ähnlich verhält es sich auch mit Reiki. Handle immer aus fester Überzeugung heraus, wenn du Reiki weitergibst. Sei nicht halbherzig, sondern wende die Reiki-Kraft an, um etwas Gutes zu bewirken. Dein Glaube an Reiki und dein Verständnis beeinflussen die Menge an Energie, die fließt. Zweifel und innere Ablehnung verringern die Fähigkeit, mit Reiki etwas zu beeinflussen, obwohl Reiki in manchen Fällen auch ohne bestimmte Glaubenshaltungen wirkt.

Bezogen auf eine Reiki-Sitzung ist es angenehm, wenn du eine ruhige, geschützte Atmosphäre herstellst. Diese beginnt in deinem Herzen, bezieht aber auch die Räumlichkeit mit ein. Eine Duftlampe und entspannende Musik sollten nicht vergessen werden. Wasch dir vor und nach der Behandlung die Hände mit dem Ziel, frei von Fremdenergien zu sein. Halte eine Decke zum Zudecken bereit und beginne in der Regel am Kopf, wenn du den ganzen Körper behandeln willst. Verfolge ein Schema, um keine Position zu vergessen. Achte darauf, daß die Beine und Arme nicht gekreuzt sind, da es sonst zu Energieverlusten oder unnötigen Blockierungen kommt.

Die Reiki-Behandlung von Babys oder Kleinkindern unterscheidet sich in einigen Punkten von der eines Erwachsenen. Oft bewegen sie sich viel mehr und zeigen weniger Behandlungsmotivation. Auch die zeitliche Ausdehnung kann bei Babys kürzer gehalten werden. Oft reichen wenige Minuten völlig aus. Länger als 20 Minuten sollte selten eine Behandlung angesetzt werden. Manche Babys reagieren besser, wenn man ihnen die Hände auflegt, andere positiver auf Fern-Reiki. Berücksichtige die persönlichen Belange deines Kindes. Es kann sein, daß es sich gegen die Energie wehrt, sich windet oder zappelt. Dann unterlaß vorerst die Reiki-Behandlung.

Wenn du als Mutter oder Vater deinem Kind Reiki zufließen läßt, übernimmst du die Verantwortung, ohne für die konkrete Reaktion verantwortlich zu sein. Denn Reiki sowie das Baby selbst bestimmen, was mit der Energie geschieht, die du ihm zur Verfügung stellst. Auf diese Weise trägst du dazu bei, daß ihr beide gemeinsam miteinander wachst.

Probier einmal aus, wenn du dich von der gewohnten Situation löst und deinem Baby Reiki beim Tragen zukommen läßt. Lege zum Beispiel eine Hand in seinen Nacken und eine unter seinen Po und laß hier die Energie ganz bewußt einströmen. Oder du bettest dein Baby über Hand und Arm und hältst die andere Hand darüber. Gerade die im Vergleich zum Baby großen Hände gewährleisten, daß gleichzeitig große Körperpartien mit Reiki in Kontakt kommen.

Eine besondere Form sei noch erwähnt. Gerade berufstätige Eltern können sich oft nicht so intensiv um ihre Kindern kümmern, wie sie das vielleicht gerne täten. Oft sind sie außer Haus, auf Dienstreisen, Fortbildungen oder haben andere Verpflichtungen. Hier bietet die Fernheilungstechnik des II. Grades eine große Bereicherung. Denn wie oft gibt es zeitliche Leerräume, Wartezeiten oder ähnliches, in denen man seinen Kindern Reiki schicken könnte. Selbst auf Konferenzen, vom Büro aus oder während der Eisenbahnfahrt besteht die Möglichkeit, sich über Fern-Reiki mit zu Hause zu verbinden und Reiki direkt zu übermitteln. Außenstehende werden davon so gut wie nichts bemerken.

Probleme um das Stillen

Um das Thema Stillen hat sich in den letzten Jahrzehnten eine heftige Kontroverse entwickelt. Gestritten wird dabei um die Frage, ob Muttermilch oder industriell hergestellte Flaschennahrung besser für das Baby geeignet sei. War bis zur Mitte dieses Jahrhunderts die Muttermilch die mehr oder weniger einzige angemessene Möglichkeit, ein Baby zu ernähren, boten sich durch Fortschritte in der Nahrungsmittelindustrie plötzlich ganz neue Wege. Unterstützt durch Werbung, Untersuchungen über Schadstoffrückstände in der Muttermilch sowie durch Veröffentlichungen zu den Vorteilen der Fertigprodukte entstand immer mehr der Eindruck, es sei einfacher und besser, sein Baby mit der Flasche großzuziehen. Stillen galt als »nicht mehr zeitgemäß«.

Alles das führte ab Mitte der 50er Jahre dazu, daß zunehmend weniger Mütter ihre Neugeborenen anlegten. Erst heute läßt sich rückblickend erkennen, daß sich hinter dem Streit um das Stillen zwei gegenläufige Ideologien versteckten. Die eine wollte durch noch mehr Fortschritt unser Leben erleichtern und verbessern, während die andere für mehr Rückbesinnung und Einbeziehung natürlicher Prinzipien plädierte.

Erst im Verlauf der 80er Jahre nahm die Tendenz, sein Kind anzulegen, wieder etwas zu. Einerseits, weil man inzwischen die psychische Bedeutung des Stillens entdeckt hatte, andererseits weil auch adaptierte Milch Schadstoffe und Rückstände aus der Nahrungsmittelchemie enthielt. Inzwischen ist hinlänglich bekannt, wie fragwürdig und schädlich Fertigmilch-Produkte sein können, die auf Kuhmilch-Basis hergestellt wurden. Das in ihnen enthaltene Beta-Lactoglobulin gilt als einer der Hauptauslöser für Nahrungsmittelallergien. In nur 40 Gramm künstlich hergestellter Babynahrung ist von diesem Eiweißstoff so viel enthalten wie in mehreren tausend Litern Muttermilch. Dieser Eiweißschub kann dazu führen, ein Baby bereits durch eine einzige Flasche ein für allemal zu einem allergiegefährdeten Menschen zu machen.

Heute gilt demzufolge das Stillen als wichtiger Schutz vor Heuschnupfen, Neurodermitis und allen möglichen Formen von Allergien. Von Therapeuten wird dem Stillen inzwischen auch immer mehr eine psychische Bedeutung zugeordnet. Zum Beispiel vermuten sie, daß sich durch Stillen die Vielzahl an Eß- und Verhaltensstörungen verringern läßt und daß selbst einer möglichen Suchttendenz im Jugendalter vorgebeugt werden kann. Außerdem kostet Muttermilch keinen Pfennig, ist hygienisch einwandfrei und jederzeit verfügbar. Sie ist perfekt auf den kleinen Organismus abgestimmt und enthält leichtverdauliche Eiweiße sowie wirkungsvolle Abwehrstoffe, die das Baby vor Krankheiten schützen.

Junge Mütter benötigen allerdings oft Anregung und Ermutigung von außen, um ihr Baby anzulegen. Anfangs produziert ihre Brust das Kolostrum (Vormilch), welches sehr viel Eiweiß und Vitamine enthält. Es schimmert gelblich und besitzt wenig Kalorien. Deshalb ist es vom Neugeborenen in der Anfangsphase leicht zu verdauen. Je öfter ein Baby angelegt wird, desto rascher wird sich die Zusammensetzung der Vormilch ändern und in der Regel nach wenigen Tagen in die reife Muttermilch übergehen. Diese liefert bedeutend mehr Fett und Kohlenhydrate, obwohl sie dünnflüssiger ist. Manche Mütter glauben nun, ihre Milch enthalte zu wenig Kalorien, da sie so »wäßrig« aussieht. Doch ist das ein Irrtum.

»Mein Sohn lag auf der Frühgeborenen-Station. Er durfte immer nur für kurze Zeit zum Stillen aus dem Inkubator heraus, mußte aber auch schnell wieder zurückgelegt werden, um nicht zu unterkühlen. Das Trinken war für ihn so anstrengend, daß er schnell wieder einschlief und geweckt werden mußte. Zum Glück gab es auf der Frühgeborenen-Station Krankenschwestern, die sehr für das Stillen waren, und es mir mit ganz viel Geduld immer wieder gezeigt haben. Ich bin überzeugt, hätten mir die Schwe-

stern nicht so zur Seite gestanden, hätte ich sicher ganz schnell zu Flaschennahrung gegriffen. Dadurch, daß ich in den ersten Tagen immer wieder ermutigt wurde, konnte ich ihn dann auch so lange stillen, wie er es wollte.«

Der Fettgehalt der Milch verändert sich im Laufe eines Tages. Morgens ist er niedrig, um 14.00 Uhr etwa erreicht er seinen Maximalstand, zum Abend hin sinkt er wieder und erreicht in der Nacht seine niedrigsten Werte. Auch während einer Mahlzeit verändert sich die Zusammensetzung der Milch. Zuerst ist sie recht dünnflüssig, dann wird sie fetter. Aus diesem Grunde ist es ratsam, lange genug trinken zu lassen, um ein Sattwerden zu garantieren.

Sollte die Milch zwischendurch einmal nicht reichen, hilft häufiges Anlegen, diese Phase zu überwinden. Das Wechselspiel zwischen Mutter und Baby macht es möglich, daß selbst ein sechs Monate altes Kind noch ausschließlich mit Muttermilch ernährt wird. So lange sollte eigentlich auch in jedem Fall gestillt werden.

Nach der kurzen Einführung zur Bedeutung des Stillens möchte ich nun auf einige Möglichkeiten eingehen, wie man mit Hilfe von Reiki das Stillen erleichtert. Um eventuellen Problemen vorzubeugen, bietet es sich an, schon vor Beginn der Stillphase dem gesamten Prozeß Reiki zukommen zu lassen. Hier ist besonders der Partner gefragt, der ansonsten beim eigentlichen Vorgang des Stillens wenig Gelegenheit zur Anteilnahme oder Unterstützung hat. Verwende zu diesem Zweck die Technik des II. Grades und schicke global Reiki in Form eines Energiedepots auf die gesamten Monate, in denen das Baby gestillt wird.

Für dich als Vater und Mann beinhaltet die Reiki-Mentalbehandlung neben der Energiearbeit noch einen zweiten Aspekt. Wenn du mit Hilfe der Mentaltechnik beim Stillen, dem sehr intimen Prozeß zwischen Mutter und Kind, gleichzeitig Reiki zufließen läßt, wirst du dich weniger ausgegrenzt fühlen. Hierdurch wirst du Gefühlen von Eifersucht, die mit Sicherheit auch in dir schlummern und zu einer seelischen Barriere werden könnten, bis zu einem gewissen Grad vorbeugen. Denn du fühlst, daß du für das Stillen wichtig bist. Du nimmst über die Reiki-Energie daran Anteil, bist mit einbezogen und bietest Mutter und Kind eine wertvolle Unterstützung.

Trotz aller Vorsorge können aber dennoch im Verlauf des Stillens verschiedene Probleme auftreten. So kann es zum Beispiel in den ersten Tagen des Stillens, wenn die Milch richtig einschießt, zum sogenannten Milchstau kommen. Hierbei spürst du Spannung und eine Art von Knoten in deiner Brust, der schmerzhaft sein kann. Wunde Brustwarzen werden in der Regel dadurch verursacht, wenn Babys falsch angelegt werden und sie nur den vorderen Teil der Brustwarze im Mund haben, statt das Ganze. Auch lange dauerndes Nuckeln kann zu Rissen und dadurch zu Schmerzen führen. Gerade unerfahrene Mütter bemerken oft nicht den Unterschied, wann das Baby wirklich trinkt und wann es nur noch nuckelt. Zwar mag das Nuckeln für das Baby sehr angenehm sein, doch für die Mutter bewirkt die wunde Brust in der Regel große Schmerzen, besonders dann, wenn die Haut zwischen Brustwarze und Vorhof auch noch einreißt. Auch Berührungsempfindlichkeiten oder Abszesse können das Stillen beeinträchtigen und Hebammen- oder Arztbesuch erfordern. Viele Frauen beenden in einer derartigen Situation das Stillen, da sie die Schmerzen nicht mehr ertragen können oder wollen.

Eigentlich ist es schade, in einer derartigen Phase aufzugeben. Nicht nur, daß du dadurch die vielen Vorteile des Stillens ungenutzt läßt und das womöglich später bereust, sondern auch deshalb, da die Schmerzen beim Weiterstillen oft genauso rasch wieder verschwinden, wie sie kamen. In fast jedem Fall führt es schnell zu einer Besserung, wenn du dein Baby regelmäßig anlegst und dabei die Positionen variierst, wenn du danach die Brust an der Luft trocknen läßt und sie anschließend mit Reiki behandelst. Das mag für dich unglaublich klingen, wenn du selbst gerade Probleme hast, doch haben schon viele Frauen vor dir mit diesen Methoden sehr gute Erfahrungen gemacht.

Für die Reiki-Anwendung bei Brustschmerzen setzt du dich bei entspannender Musik gemütlich hin und beginnst zuerst die weniger druckempfindliche Brust mit Reiki zu versorgen. Wenn du mit der linken Seite beginnst, so lege deine linke Hand unter die Brust und hebe sie etwas hoch. Sodann lege von oben die rechte darüber und laß nun die Energie für etwa sechs Minuten fließen. Stelle dir dabei vor, wie Brust und Brustwarzen geschmeidiger und weicher werden, wie die Schmerzen nachlassen oder sich auflösen und wie die Brust von Behandlung zu Behandlung mehr ausheilt. Verfahre nun auf der anderen Seite genauso.

Solltest du dich noch intensiver behandeln wollen, so beschreibe ich noch eine zweite Methode: Hierfür lege dich bitte auf den Rücken und halte jeweils eine Hand über jede Brust in ganz geringem Abstand. Etwa so, daß sich die Mitte jeder Handfläche genau über der entsprechenden Brustwarze befindet. Auf diese Weise gibst du ganz konzentriert Reiki-Energie auf die besonders empfindlichen Stellen. Gerade dadurch, daß du die Hände nicht direkt auflegst, erlaubst du den schmerzenden Zonen, eine große Menge an Energie aus deinen Händen anzuziehen. Wenn du magst, kannst du zwischen Brust und Hände kleine runde Amethyste legen. Reiki erzielt in Kombination mit diesem violetten Stein gerade bei Entzündungen sehr erstaunliche Wirkungen. Zum Abschluß der Behandlung lege bitte beide Hände auf die rechte Seite deines Bauches knapp unterhalb der Rippen. Hier befinden sich unter anderem Leber und Galle. Durch die Energiearbeit an dieser Stelle wird die Entgiftung deines Körpers unterstützt; das heißt, es werden vermehrt Schadstoffe sowie Teile abgebaut, die der Körper loswerden möchte. Nimm dir für die gesamte Behandlung etwa 15 bis 20 Minuten Zeit und bleibe am Ende noch ein paar Minuten zum Ausklang der Übung liegen.

Solltest du mentale oder psychische Problem bekommen und dich womöglich nach einigen Wochen des Stillens fragen, ob sich die ganzen Bemühungen überhaupt lohnen, so verwende den II. Grad. Schicke über Fern-Reiki positive Schwingungen auf eine erfolgreiche Stillzeit und behandle deine Schläfen, Stirn und abschließend Herz und Solarplexus für jeweils fünf Minuten. Ähnlich kannst du verfahren, wenn deine innere Unruhe wächst oder du dich psychisch labil fühlst. Nutze das Symbol zur Harmonisierung deiner Energien und mache dir klar, daß nichts von deinen Bemühungen umsonst ist. Alles wird in Form einer mentalen Rückkoppelung irgendwann einmal wieder zu dir zurückkehren.

Die Rückbildungsphase

Das Prinzip der Schwangerschaft war das Sich-Öffnen und Wachsen-Lassen. Der Höhepunkt des Los-Lassens wurde mit der Geburt erreicht. Danach setzt die Zeit der Rückbildung ein, also das Prinzip des Sich-Schließens. Doch es werden mehrere Monate vergehen, bis der Körper wieder der alte ist. Gebärmutter, Scheide, Beckenboden, Taille, Brüste und Haut haben sich durch die Schwangerschaft und Geburt zum Teil extrem gedehnt und geweitet. Nun kommt es darauf an, sie wieder auf normales Maß zurückzuentwickeln.

Da der Körper in der Zeit nach der Entbindung nur wenig belastungsfähig ist, solltest du einige Verhaltensregeln beachten, um dich vor bleibenden Schäden zu schützen:

1. Vermeide es, im Schneidersitz zu sitzen. Willst du etwas aufheben, dann hocke dich nur runter, indem du die Knie zusammenläßt und auf den Zehenspitzen stehst.
2. Um die Regenerationsphase zu unterstützen, solltest du viel liegen. Dies entlastet gleichzeitig den Beckenboden. Vorteilhaft und bequem ist es auch, dein Baby im Liegen zu stillen.
3. Trage oder hebe nichts, was schwerer ist als dein Baby. Wenn du aufstehen willst, solltest du gar nichts in der Hand haben. Auch das Baby solltest du zuvor kurz ablegen.

4. Wenn du dich mit irgend etwas körperlich belasten mußt, so versuche zu Beginn immer erstmal auszuatmen und den Beckenboden anzuspannen.
5. Lege dir für die Mahlzeiten am Tisch einen kleinen Keil unter das Gesäß, um das Becken auf diese Weise leicht nach vorn zu kippen.
6. Verhindere starkes Husten, überraschendes Niesen und auch harten Stuhlgang, um den Beckenboden nicht mit unnötigen Spannungsspitzen zu überdehnen.

In den ersten Wochen nach der Entbindung zieht sich die Gebärmutter wieder zusammen. Dies passiert einerseits durch Dauerkontraktion, zum anderen auch in immer wieder auftretenden Nachwehen. Diese verursachen gerade bei Frauen, die mehrere Kinder zur Welt bringen, verstärkte Krämpfe mit Schmerzen. Allerdings wird der Prozeß von Frau zu Frau anders gespürt. Manche von ihnen merken kaum etwas davon, bei anderen sind sie so stark wie die Geburtswehen. Sollten bei dir die Nachwehen sehr stark stattfinden, so hilft es, wenn du dir vorstellst, daß sich mit jeder Nachwehe die Gebärmutter weiter zurückbildet. Außerdem kannst du dir die Hände auf die krampfhaft schmerzenden Stellen zur Reiki-Behandlung legen.

Nachwehen setzen meistens in Etappen ein, oft kommen sie auch gehäuft mit dem Stillen zusammen. Dies liegt daran, weil beim Stillen das Hormon Oxytocin produziert wird, welches die Kontraktionen fördert. Aus diesem Grunde ist das Stillen nicht nur gut für die Versorgung des Babys, sondern es unterstützt gleichzeitig auch den Rückbildungsprozeß.

Oft kommt es bei Frauen vor, daß es ihnen nach der Geburt schwerfällt, den Harn unter Kontrolle zu halten. Beim Lachen, Niesen oder ruckartigen Bewegungen verlieren sie immer wieder wenige Tropfen Urin. Bedingt wird dieser Umstand durch Beckenbodenschwäche. Durch die Belastungen von Schwangerschaft und Geburt ist die Muskulatur abgeschlafft und kann ihre Funktion nicht mehr in der normalen Weise erfüllen.

Um einer Fehlentwicklung entgegenzuwirken, gibt es kaum eine bessere Methode, als die Reiki-Energie zu nutzen. Die Reiki-Anwendung eignet sich hier deshalb besonders gut, da sie Wirkung zeigt, ohne daß es einer körperlichen Übung beziehungsweise Anstrengung bedarf. Sie harmonisiert zum einen den gesamten Körper und bringt zum anderen dem Bereich der Gebärmutter und des Beckenbodens Kraft und Energie.

In älterer Literatur wird immer wieder der Nutzen von Gymnastik und Training der Bauchmuskulatur für die Rückbildung beschrieben. Erst ganz aktuelle Veröffentlichungen zeigen, wie schädlich sich Übungen zur Stärkung der Bauchmuskulatur für eine Frau in den ersten Wochen nach der Geburt auswirken können. Denn gezielte Übungen für den Bauch erzeugen großen Druck im Bauchraum, der sich eher negativ auf die Muskulatur des Beckenbodens auswirkt. Harninkontinenz (Urinhalteschwäche), Stuhlinkontinenz, Schmerzen beim Geschlechtsverkehr oder Senkungen können die Folge sein.

Wenn du dagegen direkt nach der Geburt beginnst, dir in Ruhepausen regelmäßig deine Hände auf den Unterleib zu legen, um Reiki zu übertragen, erzielst du mehrere Wirkungen. Die Energiebehandlung stärkt und vitalisiert die Beckenbodenmuskulatur in allen Schichten. Weiterhin sucht sie den Kontakt zu After und Kreuzbein und läßt die Gebärmutter besser nach vorn fallen. Auch heilt sie mögliche Verletzungen im Bereich der Scheide.

Wenn du noch etwas mehr für dich tun willst, so kannst du folgende einfache Körperübung mit der Reiki-Behandlung kombinieren. Hierfür benötigst du ein oder zwei dicke Kissen oder eine zusammengerollte Decke. Diese schiebst du dir so hin, daß sie ein kleines Polster für Bauch und Hüften bieten. Dann legst du dich bäuchlings darauf und rückst das Polster so lange zurecht, bis die Wirbelsäule fast gerade verläuft. Diese Übung solltest du allerdings nur nach dem Stillen durchführen, da sonst der Stillbusen zu sehr gedrückt werden würde.

Wenn du die richtige Lage gefunden hast, sollte dein Kopf seitlich aufgelegt ruhen und die Schultern so entspannt sein wie möglich. Nun schiebst du deine Hände zwischen Unterleib und Matratze. Dabei zeigen die Handflächen zum Körper, so daß die heilsame Reiki-Energie problemlos in Richtung Gebärmutter gelenkt wird.

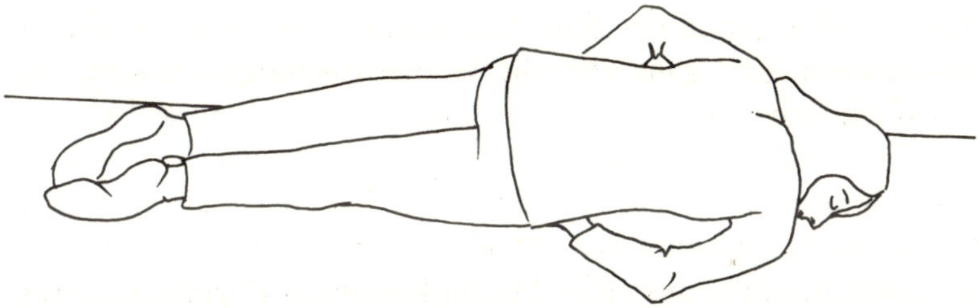

Im weiteren Verlauf der Behandlung legst du hin und wieder auf Höhe der Unterschenkel die Beine übereinander. Dann preßt du die Beine jedoch nur so lange gegeneinander, wie es sich für dich gut anfühlt. Dann verringere den Druck wieder. Nach einigen Versuchen, bei denen du auch den Atem gezielt in den Unterleib »schicken« kannst, wechselst du die Lage der Beine. Das Bein, welches erst oben war, kommt jetzt nach unten und umgekehrt.

Zusätzlich kannst du dir jetzt auch noch mental vorstellen, wie die Beckenbodenmuskulatur allmählich wieder fester wird. Hierdurch vermittelst du dir eine insgesamt wohlige und ganzheitliche Erfahrung. Regelmäßig angewendet trägt die Kombination aus Reiki-Behandlung, Körperübung sowie Mental- und Atemarbeit dazu bei, daß du schon bald nach der Entbindung sehr wirkungsvoll etwas für deine Rückbildung tun kannst.

»Ich hatte einen riesigen Bauch und das Baby war auch sehr schwer. In der ersten Woche nach der Entbindung konnte ich fast gar nicht meinen Beckenbereich spüren. Es war mir unmöglich,

die Muskulatur zu kontrollieren. Aus diesem Grunde gab ich mir täglich Reiki. Mindestens sechs Wochen behandelte ich ausgiebig meinen Unterleib. Erst nach ungefähr acht Wochen habe ich mit leichten Rückbildungs-Yoga-Übungen angefangen.

Bei meinem zweiten Kind war alles weniger problematisch. Allerdings hatte ich am dritten Tag nach der Entbindung schreckliche Schmerzen im Bereich der Därme. Dies kam wohl daher, daß die Därme sich wieder in ihre alte Lage zurückbewegten. In dieser Phase half viel Liegen. Mein Mann legte mir an diesem Tag sehr lange die Hände auf den Bauch, da ich es ohne Reiki kaum hätte aushalten können.«

Eine Übung, mit der du nach etwa drei Monaten beginnen kannst, sieht wie folgt aus:

Du kniest dich auf eine weiche Unterlage und legst dir deine Hände auf den Bauch. Erst sitzt du eine Weile auf deinen Fersen. Dann kommst du hoch, indem du die Oberschenkel anspannst. Dabei atmest du aus und spannst Gesäß und Beckenboden an. Verweile in der aufrechten Position einige Momente und laß dich mit einem tiefen Einatmen wieder zurück auf deine Fersen sinken. Diese Übung kann nach und nach in ihrer Länge gesteigert werden. Die Reiki-Energie fließt durch die körperliche Bewegung und Anspannung besonders stark, wärmt und energetisiert den Unterleib und fördert hierdurch die Rückbildung wie auch die Harmonisierung des gesamten Körpers.

»Nachträglich betrachtet bin ich froh, daß ich keine Eile hatte, meine alte Figur und mein normales Gewicht wiederzuerlangen. Ich hätte kein gutes Gefühl gehabt, gleich nach der Geburt mit Bauchmuskelgymnastik zu beginnen. Reiki sowie leichte Beckenbodenübungen halfen mir, wieder in Form zu kommen. Heute bin ich mit dem Zustand meines Körpers äußerst zufrieden.«

Reiki und Kinderkrankheiten

»Was wir heute an Liebe, Zuneigung und Reiki in unsere Kinder investieren, wird schon in der nächsten Generation Früchte tragen.«
(Bodo Baginski)

In der heutigen Zeit, in der alles derart durchtechnisiert, durchforscht, aber auch entmenschlicht ist, bietet Reiki einen ernstzunehmenden Gegenpol. Gerade als junge Mutter oder junger Vater, wo du sowohl mit deinen Empfindungen, mit den Problemen, die neu auf dich zukommen, wie auch mit dem Umfeld (» … gerade eigene Mütter wissen meistens alles besser …«) klarkommen mußt, wird dich die Reiki-Kraft auf natürliche Weise unterstützen. Sie fördert deine Entwicklung, aber sie gibt dir auch ein Hilfsmittel in die Hand, mit dem du Probleme und Krankheiten positiv beeinflussen kannst. Aber – und darauf habe ich vorher bereits hingewiesen – du mußt die Energie auch nutzen. Denn je öfter Reiki zur Anwendung kommt, um so mehr wird es auch zu einem Teil deines Lebens. Je mehr du auf Reiki vertraust, um so mehr wird es dir auch helfen.

Solange du dein Kind stillst, wird es wahrscheinlich nur sehr selten krank werden, da die Abwehrstoffe der Muttermilch einen wichtigen Schutzfaktor darstellen. Für die Kinderkrankheiten, die die Mutter als Kind selbst gehabt hat, wird ihre Milch Immunstoffe beinhalten (außer für Keuchhusten und Scharlach) und das Baby ist, solange es voll gestillt wird, immun dagegen. Dennoch werden eine Reihe von Problemen und leichtere Krankheiten nicht ausbleiben. Rechnen kannst du gelegentlich mit Schnupfen, Erkältung, Husten, mit Zahnschmerzen, Bauchschmerzen und auch Fieber. In den meisten Fällen werden diese babyspezifischen Probleme schnell wieder vergehen, besonders, wenn du die Gesundung mit Reiki unterstützt. Die Praxis hat gezeigt, daß manche Kinder sehr unruhig werden, wenn man ihnen zur Reiki-Behandlung die Hände auflegt. Das wird aber weniger an der Reiki-Energie an sich liegen, sondern mehr daher rühren, daß diese Kinder sich ungern längere Zeit anfassen oder berühren lassen. In diesem Falle ist es sinnvoll, dem Baby mit Hilfe der II.-Grad-Technik Reiki zu schicken. Du wirst dabei selbst sehen, daß sich diese Behandlung harmonisierend auswirkt. Ansonsten reagieren die meisten Babys und Kinder sehr positiv auf den warmen, ausgleichenden Effekt der Reiki-Energie.

»Wenn meine Kinder Schmerzen haben oder richtig krank sind, kommen sie schon von selber und fragen: ›Mama, gibst du mir Reiki?‹ Bei den ersten fieberhaften Infekten, die ich behandelte, erschrak ich darüber, daß das Fieber nach einer Behandlung anstieg. Ich stellte aber fest, daß die Temperatur anschließend meistens recht schnell wieder sank und es den Kindern wesentlich besser ging.«

Bezogen auf Kinderkrankheiten wie Röteln, Masern, Kinderlähmung, Diphtherie, Keuchhusten und Mumps, bestehen unterschiedliche Meinungen in bezug auf prophylaktische Impfungen. Das muß jedes Elternpaar selber entscheiden. In jedem Fall ist es bei einer schweren Erkrankung, nachdem du den Kinderarzt aufgesucht hast, hilfreich, deinem Kind an vier aufeinanderfolgenden Tagen jeweils eine Ganzkörperbehandlung mit Reiki zukommen zu lassen. Zusätzlich kannst du diejenigen Stellen, die besonders schmerzhaft sind, noch einmal extra behandeln. Verweile an der Thymusdrüse unterhalb des Halsansatzes etwas länger, da diese insbesondere für das Immunsystem wichtig ist. Sollte dein Kind unter Fieber leiden, so laß Reiki besonders auf die Unterarme und Handgelenke fließen, da hierdurch die Symptome gemildert werden können.

Noch einige Beispiele, die dir zeigen, daß die Nutzung der universellen Lebensenergie wirklich hilft:

»Wir verwenden oft Reiki in unserer Familie. Ob es nun Zufall ist oder auf Reiki zurückzuführen ist, bleibt dahingestellt. Jeden-

falls verliefen alle Kinderkrankheiten bei unseren Kindern mit Ausnahme des Keuchhustens völlig harmlos. In einigen Fällen hatten wir kaum gemerkt, daß ein Kind erkrankt war.«

»Meine Tochter hatte sich das linke Bein gebrochen. Nach dem Eingipsen gab ich ihr jeden Tag mehrere Stunden Reiki auf das Bein. Eigentlich sollte der Gips sieben Wochen dranbleiben. Doch nach acht Tagen konnte er abgenommen werden. Meine Tochter und ich waren sehr überrascht. Aber insbesondere der Arzt konnte sich diese schnelle Heilung nicht erklären.«

»Mein Sohn litt ab dem ersten Lebensjahr unter Neurodermitis. Nachdem ich Reiki kennengelernt hatte, behandelte ich die empfindlichen Stellen und zusätzlich Leber und Nieren. Heute mit zweieinhalb Jahren ist von seiner Allergie nichts mehr zu sehen.«

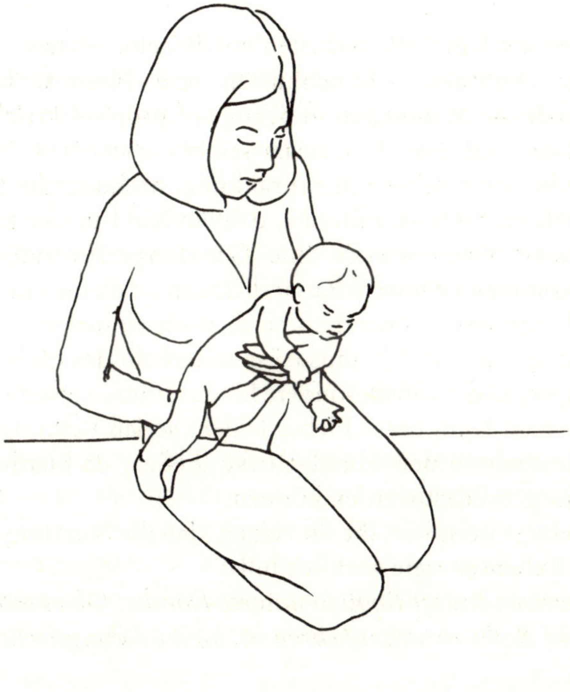

»An einem Donnerstagabend hatte unser Sohn, vier Jahre alt, Ohrenschmerzen. Nachdem er im Bett war, schickte ich ihm Reiki auf die Ohren. Gegen 22.00 Uhr wachte er mit fürchterlichen Ohrenschmerzen auf und weinte ganz schrecklich. Ich schickte noch einmal Energie dorthin, bis er wieder schlief. Am nächsten Tag war kaum noch etwas von den Schmerzen zu spüren. Da aber das Wochenende bevorstand, wollte ich, daß der Arzt noch einmal in die Ohren sieht. Er konnte nichts mehr feststellen, noch nicht mal eine minimale Rötung.«

»Gerade in den letzten Tagen hatten meine Tochter Sina (sieben Jahre) und ich ein schönes Reiki-Erlebnis. Sie hatte einen Wackelzahn. Von einigen Kindern hatte sie gehört, daß der Zahn auch nachts rausfallen könnte und sie hatte Angst, ihn zu verschlucken. Daher beschlossen wir, den Zahn zu ziehen. Der Zahn war noch relativ fest, und wir mußten ordentlich wackeln, um ihn zu lokkern. Das tat Sina sehr wehe, sie weinte immer mehr und steigerte sich immer mehr in ihre Angst hinein. Der Zahn sollte aber trotzdem noch am selben Abend raus. Dann fiel uns ein, wir könnten es ja mit Reiki versuchen. Sina hat den I. Grad und legte sich die Hände auf den Mund, ich schickte ihr mit dem II. Grad Reiki auf den Zahn. Sie wurde wieder wesentlich ruhiger. Wir starteten einen neuen Anlauf, und es war kaum noch ein Problem, den Zahn zu ziehen. Sina war wahnsinnig glücklich und konnte in der Nacht darauf sehr gut schlafen.«

Kaiserschnitt – was tun?

Eine Kaiserschnittgeburt bleibt nach wie vor ein bedeutsamer Eingriff, selbst wenn er heute inzwischen mit einer gewissen Routine durchgeführt wird. Für Mutter und Kind (und natürlich auch für den Vater) ist diese Form der Entbindung schon bedauerlich, da er sie um die Erfahrung einer natürlichen Geburt bringt. Allerdings ist ein Kaiserschnitt in einigen Fällen unumgänglich, wo er lebensrettend ist. Fragwürdig wird sein Einsatz dort, wo er vorsorglich durchgeführt oder gar als selbstverständliche Form der Entbindung bewertet wird. 17 Prozent Kaiserschnittgeburten in Deutschland lassen insgeheim vermuten, daß heute oft der »schnelle Schritt« einer langwierigen und anstrengenden Geburt vorgezogen wird.

Solltest du dein Kind unter Vollnarkose per Kaiserschnitt zur Welt gebracht haben, so fehlen dir die ersten ganz intensiven Stunden in eurem gemeinsamen Leben. Dieser Umstand kann anfänglich die Beziehung zwischen dir und deinem Baby stören. Durch den chirurgischen Eingriff kommt es zwischen euch zu einem Schnitt, den es erst wieder zu heilen gilt. Zusätzlich beeinträchtigend sind die Nachwirkungen der Operation. Denn du wirst in den folgenden Tagen Kraft und Zeit für deine eigene Regeneration benötigen.

Weniger einschneidend ist der Kaiserschnitt unter PDA (Periduralanästhesie). Hierbei bleibt die Frau bei Bewußtsein, da nur der untere Rumpfbereich betäubt und damit empfindungslos wird. Sie verschläft somit nicht die Ankunft ihres Kindes wie unter Vollnarkose. Da sie wach ist, kann sie sofort die ersten Schreie des Babys hören, kann es sehen und halten. Manche Frauen beginnen auch schon zu stillen, während der Schnitt noch genäht wird. Trotz allem unterbricht auch dieser Eingriff den natürlichen Prozeß zwischen der Mutter und ihrem Kind.

Um die Folgen und Begleiterscheinungen eines Kaiserschnittes zu überwinden, schlage ich in Verbindung mit Reiki drei Schritte vor:

Denjenigen Kindern, die auf künstliche Weise geholt werden, fehlt die Massage durch die Wehen. Das heißt, sie haben nicht das angenehme allmähliche »Vorankneten im Geburtskanal« sowie das langsame Hindurchgelangen in einen neuen »Raum« erlebt. Aus diesem Grunde solltest du dein Baby so früh es geht mit heilsamer Energie versorgen. Lege ihm deshalb besonders in den ersten Wochen tagsüber etwa alle zwei bis drei Stunden die Hände für zehn bis 15 Minuten auf den Körper. Dabei kannst du das kleine Wesen zusätzlich sanft massieren, wobei du dich von deiner Intuition leiten lassen solltest. Diese Art der Reiki-Behandlung hilft, die fehlende Massage durch die Wehen nachzuholen. Auch den Kontakt zwischen euch wird diese Energieübertragung intensivieren. Beobachte das Gesicht deines Babys! Vielleicht wirst du überrascht sein, wenn du schon jetzt zu diesem frühen Zeitpunkt Gefühlsregungen in dessen Mimik wahrnehmen kannst.

Ein zweiter Anwendungsbereich nach einem Kaiserschnitt bietet sich für Reiki durch die Entstörung der Narbe. Gerade Verletzungen der Haut und des Bindegewebes werden oft unterschätzt. Sie können jedoch, wenn sie nicht energetisch aufgelöst werden, lebenslange Blockaden beziehungsweise Störfaktoren im Energiefluß eines Menschen sein. Nimm dir aus diesem Grund für die Behandlung der Narbe genügend Zeit. Besonders angenehm ist es natürlich, wenn der Partner die Entstörung vornimmt:

Lege deine Hände nebeneinander auf den Bereich des Unterleibes und laß hier die Energie einströmen. Sollte sich insbesondere der vernarbte Schnitt kalt anfühlen, so ist dieser Umstand ein Zeichen dafür, daß diese Körperpartie keine oder nur wenig Energie einzieht. Wenn sich auch nach längerer Zeit keine Veränderungen in deinen Händen einstellen und sich selbst nach zehn bis 15 Minuten weder Wärme noch das bekannte »Fließen« spüren lassen, so handelt es sich hier, wie kaum anders zu erwarten, um einen Energiestau.

Für den weiteren Verlauf der Behandlung der Narbe ist deshalb die Auflösung der zugrundeliegenden Energieblockade vonnöten. Lege dafür deine Hände in flachem Abstand darüber. Nun spüre, wie sich allmählich eine Verbindung durch ganz feines, stecknadelartiges Ziehen zwischen den Handflächen und der gestörten Stelle wahrnehmen läßt. Nimm die Verbindung aber nicht nur über die Hände, sondern auch über die Kraft deiner Gedanken auf. Gehe jetzt ganz behutsam vor und vermeide ruckartige Bewegungen. Wenn du mental wie auch mit den Händen spürst, daß ein stabiler Kontakt zu der Energie der Narbe hergestellt ist, so betone durch mehrmaliges leichtes Anheben der Hände, daß du bestrebt bist, die negative Energie aus der Narbe herauszuziehen. Alsdann beginne durch sanfte Bewegungen, einen unsichtbaren Energieball mit deinen Händen über der betreffenden Zone zu formen. In diesem soll die blockierende Energie komprimiert werden. Wenn du spürst, daß der Ball komplett von Energie gefüllt ist, so belasse beide Händen drumherum – so als hieltest du ein unsichtbares Gefäß dazwischen – und hebe sie dann mit schneller Bewegung weg vom Körper. Hierdurch löst du die gestaute Energie aus der betreffenden Körperpartie heraus. Schüttle zum Ende dieses Vorganges die Hände für einige Sekunden weit weg vom Körper in Richtung Erde aus.

Wiederhole je nach Bedarf diese Technik mehrere Male, bis du den Eindruck erlangst, daß sich kaum noch Energie aus der Narbe herausziehen läßt. Lege dann zur Kontrolle erneut beide Hände auf und prüfe die Reaktion. Sollte sich die Stelle nun anders anfühlen als zuvor, das heißt, du spürst beispielsweise ein Warmwerden und Ziehen, so setze die Reiki-Übertragung noch für eine ganze Weile fort. Sollte statt dessen nach wie vor keine Energie fließen, so wiederhole die zuvor beschriebene Technik des Blockadelösens. Noch ein Hinweis: Bei der Behandlung der Narbe können auch empfindliche Schmerzen entstehen. Diese bedeuten aber nichts Negatives. Vielmehr zeigen sie, daß sich die schlechte Energie der Narbe allmählich verflüchtigt.

Als dritten Schritt nach einem Kaiserschnitt beschreibe ich dir eine Möglichkeit, das seelische Trauma der Geburt zu heilen. Dieser Weg ist jedoch schon etwas komplizierter und erfordert einige Erfahrung. Außerdem setzt er die Einweihung in den II. Grad voraus. Beginne die Heilungsarbeit damit, daß du über die Fern-Reiki-Technik den Kontakt aufnimmst zu dem Zeitpunkt, der der Entbindung unmittelbar vorausging. Stelle dir dafür bei geschlossenen Augen in entspannter Atmosphäre bildhaft vor, wie du im Entbindungszimmer liegst. Dann stimme dich auf einen harmonischen und natürlichen Verlauf der Geburt ein. Spüre das

Gefühl, das in dir aufsteigt, und versuche nun, eine möglichst positive Erwartungshaltung in dir zu erwecken. Schicke jetzt erst einmal eine ganze Weile Reiki auf diese Ausgangssituation.

Im folgenden wird es darum gehen, den real erlebten Verlauf der Geburt für dein Unterbewußtsein umzumodellieren und mental neu zu gestalten. Stelle dir deshalb, während du weiterhin Reiki auf die Geburt sendest, mit deinem inneren Auge vor, wie du idealerweise gern dein Baby zur Welt gebracht hättest. Fange an mit dem Einsetzen der Preßwehen, erlebe ausführlich deine Energie und spüre die Kraft, die dein Baby entwickelt, während es langsam durch den Geburtskanal hindurchgelangt. Male dir schließlich den Moment besonders intensiv aus, wie dein Baby das Licht der Welt erblickt. Visualisiere ganz erlebnisnah, wie du es empfängst, wie es dir auf den Bauch gelegt wird und du es einige Zeit darauf zum ersten Mal anlegst. Die Reiki-Energie, die während der gesamten Zeit geflossen ist, hilft dir, die vorgestellten Abläufe besonders emotional und hautnah zu erleben.

Für dein Unterbewußtsein ist es egal, ob ein Vorgang real oder auch nur in der Phantasie erlebt wird. Es reagiert auf beides in gleicher Weise. Vermutlich wirst du diese Technik einige Male durchführen müssen, um selbst mit dem innerlich erzielten Effekt zufrieden zu sein. Aber mit jeder Wiederholung entwickelt sich etwas ganz tief in dir drin so, als wenn du dein Kind auf genau die Art und Weise bekommen hättest, wie du es dir nun vorgestellt hast. Und das ist schließlich das Ziel, wenn du die Heilung des Geburtstraumas vornimmst.

Beende die Übung jeweils damit, daß du einige Minuten deine linke Hand auf die eigene und die rechte Hand auf die Stirn deines Babys legst. Hierdurch unterstützt du einerseits die Wirkung deiner inneren Bilder noch zusätzlich und überträgst darüberhinaus den Effekt auch auf dein Baby.

»Mit dem Geist erschaffen wir die Welt.«
(Gautama Buddha)

Kapitel 8

Die Beziehung neu beleben

Mit der Geburt eines Babys treten ganz neue Aspekte und auch Ziele in unser Leben. Früher gab es feste Rhythmen. Es gab die Partnerschaft, und es gab die Zeit füreinander, genauso wie es Zeiten der Arbeit, des Hobbys, der Hausarbeit gab. Du wußtest, wann du Termine hattest und konntest dir die Tage selbst nach deinen Wünschen einteilen. Nun ist es das Neugeborene, welches besonders in den ersten Monaten das Geschehen bestimmt. Es wirbelt die Gefühle durcheinander und bringt Chaos in die Tagesabläufe. Es braucht neue Windeln, wenn die alten naß sind, es schreit, wenn es Hunger hat, schläft, wenn es müde wird und leidet mal mehr und mal weniger unter seinen Problemen oder Problemchen.

Ein Baby erfordert eine ganze Menge an Umstellung. Es bringt zusätzlich Arbeit und Termine mit sich. Aber wir sind gern bereit dazu, denn es verzaubert uns und lenkt unsere Gefühle und Gedanken oft in völlig neue Richtungen. Gerührt von dem tiefen Vertrauen, das uns ein Baby entgegenbringt, schenken wir ihm unsere Liebe ohne Wenn und Aber. Und selbst, wenn es nur ein kurzes Lächeln ist, das wir für unsere viele Mühe zurückbekommen, so macht uns allein schon dieser Augenblick glücklich. Innige Momente mit ihren Kindern geben Vater und Mutter mehr, als alle Erfolge im Beruf, auf die man früher so fixiert war. Kinder helfen, Dinge des Lebens zu erfahren, die einem ohne sie verschlossen geblieben wären.

Allerdings darf bei aller Euphorie nicht die Kehrseite der Medaille vergessen werden. Kinder stellen eine immense Belastung für die Eltern dar. Verantwortung und Mehrarbeit führen in vielen Beziehungen zu zwischenzeitlichen Krisen und enden nicht selten in vorzeitiger Trennung.

»Bei unserem ersten Kind hatten wir uns vorgenommen, uns von ihm nur unwesentlich in unserem Aktionsradius, Lebensrythmus und unserer positiven Grundstimmung beeinflussen zu lassen. Wir wollten rasch wieder da anknüpfen, wie wir vor Beginn der Schangerschaft gelebt hatten. Zur Geburt unseres Sohnes Wabun schenkte mir mein Mann ein paar Laufschuhe, da ich so gerne jogge. Dem Kleinen ging es gut – was wollten wir mehr? Mit vier Wochen nahmen wir ihn mir in ein Konzert und ab und zu auch mal auf eine Wanderung. Aber insgesamt mußten wir allmählich einsehen, daß wir an eine Illusion geglaubt hatten. Die Illusion, ein Kind könne so nebenbei großgezogen werden und würde sich automatisch in die Familie integrieren ...Der kleine Wabun wurde dann sehr schwierig, trank langsam und viel, schlief erst mit knapp vier Jahren regelmäßig durch und stellte unsere Geduld sehr oft auf eine harte Probe. Wir mußten sehr viel lernen. Immer wieder gab es auch Streit zwischen uns, da die Nerven blanklagen. Und so manches Mal dachte ich an eine Trennung ... Übrigens: Die Laufschuhe besitzte ich heute immer noch, nur gelaufen bin ich noch nie damit.«

»Mit der Geburt unserer zweiten Tochter wurde gesunder, ungestörter Schlaf – früher eine Selbstverständlichkeit – zu einem kostbaren Gut. Nach einem anstrengenden Tag waren wir abends oft genervt oder frustriert, weil wir wieder mal nicht zu dem gekommen waren, was wir uns vorgenommen hatten. In unserer Ehe begann es immmer mehr zu knistern. Wir hatten uns nichts mehr zu sagen. Kommunikation lief nur über die Kinder. Heute bedauere ich diese Entwicklung. Es hätte alles so schön werden können.«

Streitgespräche, Spannungen und gegenseitige Polemik nach dem Motto »Hättest du nicht wenigstens heute einmal pünktlich kommen können« oder »Du bist doch gar nicht in der Lage, die Kinder richtig zu erziehen ...«, sind deutliche Symptome dafür, daß an der Partnerschaft etwas nicht mehr stimmt. Aber selbst wenn derartige Vorhaltungen das Ziel haben, etwas zu verändern, fördern sie selten das Verständnis für den anderen. Ganz im Gegenteil: direkte Kritik oder Umerziehungsversuche wirken sich eher negativ auf eine Partnerschaft aus. Sie bringen mehr Probleme mit sich, als sie lösen helfen. Auch provozieren sie die Haltung »Jetzt erst recht nicht!« Hierdurch verfestigen sich die Fronten. Beide Beteiligte reagieren gereizt und bleiben unzufrieden.

Sollte sich das Muster täglicher Vorwürfe mit anschließender Verteidigung und Gegenwehr eingeschliffen haben, so könnt ihr über Reiki dieser mißlichen Situation auf den Grund gehen. Allerdings reicht dabei der I. Grad nicht aus, da dieser auf der körperlichen Ebene wirkt. Es gilt, die Hintergründe herauszufinden und aufzulösen, warum einer den anderen nicht mehr akzeptieren kann und ihn zu verändern versucht. Verwende hierzu die Technik **»Sich-im-anderen-sehen«**. Diese nimmt in der Regel 30 bis 40 Minuten in Anspruch.

Schließe als erstes die Augen, zentriere dein Bewußtsein und stimme dich auf die Reiki-Energie ein. Nimm alsdann über das psychische Symbol des II. Grades Kontakt zu deinem Inneren auf, indem du die Augen geschlossen hältst und beide Hände in die Nähe deines Herzens bringst. Halte dabei die rechte Hand unterhalb des Halses und die linke über die Mitte deines Brustbeines. Laß zwei bis drei Zentimeter Platz zwischen Körper und Händen sein. Jetzt verweile einige Minuten in dieser Position. Spüre, was sich bezogen auf das Thema »Beziehungskonflikte« in dir tut. Vielleicht steigen Gefühle, Empfindungen, Gedanken oder auch Bilder in dir auf. Spüre und beobachte alles das, was sich dir zeigt.

Ein Hinweis zwischendurch: Verfolge den weiteren Verlauf dieser Übung weniger in dem Bewußtsein, dein Ego stärken und den anderen beeinflussen zu wollen, sondern mehr in dem Wunsch, etwas über dich herauszufinden. Es geht nicht darum, den eigenen Machtanteil zu vergrößern. Vielmehr solltest du bestrebt sein, dich auf die Suche nach der unbekannten Seite in dir zu machen. Wenn dir klar ist, daß dein Gegenüber dir lediglich deine eigenen abgelehnten Schwachpunkte zeigt, kannst du selbst innerlich wachsen.

Setze nun die Behandlung fort, indem du dir deinen Partner beziehungsweise deine Partnerin in einer Szene oder Situation vorstellst, in der es zwischen euch zu einem Streit gekommen ist. Während du die Hände zur Reiki-Versorgung deines Inneren wie gehabt nahe des Herzens beläßt, sollst du nun vor deinem inneren Auge alles das auftauchen lassen, was es bei dem Streit an Vorhaltungen, Gegensätzlichkeiten, Entschuldigungen, Verletzungen und so weiter gegeben hat. Beobachte mit Hilfe deiner Erinnerung genau die Körperhaltungen, Mimiken sowie die Entwicklung des weiteren Disputs. Was hast du gesagt? Wie hast du reagiert? Und wie verhielt sich dein Gegenüber? (In der Folge werde ich aus Gründen der Einfachheit nur noch die männliche Form verwenden.)

Die Nutzung der Reiki-Energie hierbei erweitert deinen Bewußtseinszustand und ermöglicht es dir, die gestaute zwischenmenschliche Energie aufzulösen. Dadurch wirst du dich selbst anders als im Alltagsbewußtsein erfahren.

Im nächsten Schritt geht es darum, das zu durchschauen, was sich zwischen dir und deinem Partner wirklich abspielt. Es gilt für dich zu erkennen, was es in dir ist, was du bei deinem Gegenüber verändern willst. Auch geht es um die Frage, warum du den anderen nicht so lassen kannst, wie er ist. Halte deshalb deine Hände jetzt so, daß sich die Handflächen gegenseitig berühren. Visualisiere, während du den Abstand der Hände nach einiger Zeit ganz langsam vergrößerst, daß du und dein Partner sich zwischen den Händen befinden. Du selbst bist mit der linken, dein Partner mit der rechten Hand verbunden. Das heißt, jede Hand symbolisiert einen von euch.

Nimm wahr, was sich in deinem Gefühl verändert, wenn sich der Abstand zwischen den Händen beziehungsweise zwischen euch beiden Konfliktpartnern vergrößert. Ist es entlastend oder ängstigend, macht es dich neutral-gefühlskalt oder ist es eher unangenehm? Bringe nun die Hände, die jetzt jede für sich für einen von euch beiden stehen, in die optimale Distanz zueinander. Dies kann sehr nahe zueinander, aber auch weit voneinander entfernt sein. Probiere ruhig aus, wie es ist, wenn die Hände weiter auseinander oder doch wieder etwas dichter zusammen sind. Laß dir Zeit, wirklich die optimale Distanz zu finden.

Nun kommen wir zum zentralen Punkt: Während die Reiki-Energie weiterfließt, sollst du selbständig damit beginnen, dich kraft deiner Konzentration beziehungsweise deiner Gedanken mental mal mehr der einen und dann mehr der anderen Seite zuzuwenden. Sieh dich anfangs links bei deinen eigenen Vorhaltungen. Bald drauf betrachte dein Gegenüber mit seinen Reaktionen auf der rechten Seite. Bleibe auf jeder Seite so lange, bis du das Gefühl hast, den Kontakt zur Realität auch wirklich hergestellt zu haben. Wiederhole das Hin und Her der Konzentration so oft, bis du spürst, daß sich etwas in deinem Inneren zu öffnen beginnt. Vielleicht spürst du ein Nachlassen deiner emotionalen Verhärtung, deiner Angespanntheit, vielleicht ein Gefühl von Traurigkeit oder auch Liebe.

Erst wenn sich die Veränderungen in dir deutlich manifestiert haben, solltest du das Abgleichen der beiden Seiten unter Einsatz von Reiki allmählich beenden. Hierfür bewegst du ganz langsam beide Hände wieder aufeinander zu. Gleichzeitig näherst auch du dich mental deinem Gegenüber, mit dem der Konflikt bestand. Verfahre hierbei ganz langsam, um das aufgebaute Energieniveau nicht zu zerstören.

Irgendwann sind sich die Hände wieder näher, bald ganz nah. Zuletzt wird es nur noch möglich sein, die Hände dichter zueinander zu bewegen, wenn beide Personen in deiner Phantasie allmählich mehr und mehr miteinander verschmelzen. Verlangsame an dieser Stelle eventuell die Bewegung der Hände nochmals, so daß du ganz bewußt spüren kannst, wie ihr beide immer mehr einswerdet. Schließlich gibt es nur noch eine Einheit. Ihr verkörpert beide ein- und dasselbe. Ihr seid wie Vorder- und Rückseite ein- und derselben Medaille. Alles ist in euch und alles wird zu dir.

Du erkennst dich im anderen wieder mit all seinen Stärken und Schwächen. Und wenn du magst, dann entschuldige dich für alles, was du ihm in der Vergangenheit angetan hast. Womöglich möchtest du ihm aber auch für alles danken, wozu er dich veranlaßt oder ungewollt genötigt hat.

»Wer sich auf den Weg der Erleuchtung begibt, bedarf der anderen. Will man nämlich zur Erleuchtung gelangen, muß man sich in der überaus wichtigen Praxis von Geduld üben. Um aber Geduld zu erlernen, braucht man einen Gegner. So sind Gegner auch äußerst hilfreich.«

(Dalai Lama)

»Die Zukunft hat schon begonnen«

(Robert F. Jungk)

Das Buch beschließen soll ein Aspekt, den wir eher ungern wahrhaben wollen und ihn deshalb aus unserem Bewußtsein verdrängen. Es geht um unsere Verantwortung den nachfolgenden Generationen gegenüber.

Mußten sich unsere Urahnen in der Vorzeit eng an den Rhythmus der Jahreszeiten anpassen und mit dem auskommen, was die Natur bot, fing der Mensch im Verlauf der letzten Jahrhunderte damit an, sich neue Möglichkeiten zu erschaffen. Mit dem Ziel, sich die Welt untertan machen zu wollen, begann man, die natürliche Umwelt immer mehr zu beeinflussen, umzuwandeln und damit auch zu zerstören. Das Verständnis, mit allem auf dieser Welt aufs engste verknüpft und von den Ressourcen der Erde abhängig zu sein, ging dabei allmählich verloren. Und heute, wo wir anscheinend im Begriff sind, die Natur und auch uns selbst endgültig zu vernichten, wird der alte indianische Spruch drohende Realität:

Erst, wenn der letzte Baum gerodet,
der letzte Fluß vergiftet,
der letzte Fisch gefangen ist,
werdet Ihr feststellen,
daß man Geld nicht essen kann.

So gesehen stellt sich die Frage nach der Zukunft. Wird es eine Zukunft sein, in der die ständig wachsende Weltbevölkerung die natürlichen Grundlagen wie bisher aufzehrt und in die Katastrophe steuert, oder besinnen sich immer mehr Menschen ihrer Verantwortung und beginnen sich zu engagieren?

Gerade als Vater und Mutter bekleiden wir heute eine Doppelfunktion. Wir stehen in der Pflicht und dem moralischen Anspruch, unsere Kinder gut zu versorgen und ihnen möglichst optimale Startbedingungen mitzugeben. Gleichzeitig tragen wir die Verantwortung für das, was sie in der Zukunft erwartet. Dieses Spannungsfeld ist nicht leicht auszuhalten; denn alles das, was wir heute tun beziehungsweise was wir heute produzieren, wird schon in absehbarer Zeit unsere Kinder und Enkelkinder hautnah berühren. Seien dies die Folgen der Umweltverschmutzung, atomare Abfälle, Klimaveränderung, Staatsverschuldung, Arbeitslosigkeit oder anderes mehr. Und manchem stellt sich die bange Frage: Wird es in ein paar Jahrzehnten überhaupt noch möglich sein, daß Menschen friedlich zusammenleben, daß eine Frau schwanger wird, daß ein Ehepaar Kinder in die Welt setzt und seine Ideen im Rahmen der Familie weitergibt?

Mit an Sicherheit grenzender Wahrscheinlichkeit erwartet die kommenden Generationen eine Vielzahl existentieller Probleme. Probleme, deren Verursacher wir heute Lebenden sind. Je mehr wir uns dessen bewußt sind und etwas dagegen unternehmen, desto weniger dramatisch werden die Auswirkungen zukünftig sein. Sei dir bewußt, daß du es heute noch selbst in der Hand hast. Du selbst bestimmst tagtäglich durch Handeln, Engagement und Denken die Art der Zukunft mit.

»Die Zukunft liegt in jedem von uns.«

Hier schließt sich der Bogen vom Anfang dieses Buches, wo es darum ging, sich bewußt für eine Schwangerschaft zu entscheiden, bis hin zu der Verantwortung für die Zukunft, in die heute ein kleines Wesen hineingeboren wird, ohne dies beeinflussen zu können.

Wir als Autoren hoffen, daß dieses Buch dir Mut machen wird, die Probleme und Gefahren, aber auch die Chance mit Hilfe der Reiki-Kraft anzugehen. Schön wäre es, wenn der Kontakt zu Reiki zum Auslöser dafür würde, sich trotz der gegenwärtigen

Krise für Kinder zu entscheiden, sie zu begleiten und zu lebensbejahenden und verantwortungsbewußten Menschen heranzuziehen. Sie werden es sein, denen wir heute in Liebe begegnen, die morgen ein Licht in einer düsteren Welt anzünden.

Ein Wort in eigener Sache:

Das Buch reicht natürlich nicht aus, um das zuletzt angesprochene Thema zu behandeln. Der Bereich der Zukunftsarbeit füllt ein eigenes Buch.

Und dennoch: Trotz aller bedrohlichen Signale solltest du dich nicht verkriechen, sondern dir sagen: »Jetzt erst recht!« Die Heilung der Erde fängt in deinem Inneren an. Es gilt, den Körper zu heilen und persönliches Wachstum zu erreichen. Ein Verständnis, welches im Sinne unserer Kinder auf die Zukunft ausgerichtet ist, kann zu einer starken Triebfeder werden.

Ziel unserer Arbeit im Zeit-für-Dich-Zentrum ist es, etwas von dem Wissen weiterzugeben, was mit Hilfe von Reiki, Yoga, Mentalem Training und Psychotherapie alles möglich ist.

Solltest du Interesse haben, dich in dieser Hinsicht weiter zu orientieren, findest du hier am Schluß unsere Adresse:

Gabriella und Eckart Warnecke
Alewinstraße 28
29525 Uelzen
Tel. 05 81 / 779 94

Register

Literatur

Baginski/Sharamon: Reiki – Universale Lebensenergie, Essen, 1994
Blume, Angelika: Andere Umstände, Reinbek, 1990
Dahlke, Rüdiger: Der Mensch und die Welt sind eins, München, 1993
Dalai Lama: Logik der Liebe, München, 1992
Distel/Wellmann: Das Herz des Reiki, München, 1995
Freitag, Erhard F.: Die Macht Ihrer Gedanken, München, 1990
Gawain, Shakti: Im Garten der Seele, München, 1991
Gawain, Shakti: Leben im Licht, München, 1992
Horan, Paula: Die Reiki-Kraft, Aitrang, 1993
Kitchenham-Pec, Susanne: Beckenbodentraining, Stuttgart, 1995
Kitzinger, Sheila: Mütter sind das Salz der Erde, Düsseldorf, 1993
Kitzinger, Sheila: Natürliche Geburt, München, 1980
Kopp, Sheldon B.: Triffst du Buddha unterwegs, Düsseldorf, 1980
Leboyer, Fréderick: Der sanfte Weg ins Leben, München, 1974
Lowen, Alexander: Liebe und Orgasmus, München, 1990
Lübeck, Walter: Das Reiki-Handbuch, Aitrang, 1990
Lübeck, Walter: Reiki – Der Weg des Herzens, Aitrang, 1993
Müller/Günther: Reiki – Heile Dich selbst, München, 1994
Ramm-Bonwitt, Ingrid: Yoga in der Schwangerschaft, Genf, 1991
Russell, Peter: Die erwachende Erde, München, 1987
Sichtermann, Barbara: Leben mit einem Neugeborenen, Frankfurt, 1994
Silva, José: Der Silva-Mind-Schlüssel zum inneren Helfer, München 1991
Sun Bear: Das Medizinrad, München 1989
Wilberg, Gerlinde M.: Zeit für uns, Frankfurt, 1991
Ziegler, Brigitte: Erfahrungen mit der Reiki-Kraft, Aitrang, 1993